Dennis Müller

Lernkarten Operationstechnische Assistenz

ELSEVIER

Elsevier GmbH, Bernhard-Wicki-Str. 5, 80636 München, Deutschland
Wir freuen uns über Ihr Feedback und Ihre Anregungen an kundendienst@elsevier.com

ISBN 978-3-437-45910-8

1. Auflage 2024

Wichtiger Hinweis
Die medizinischen Wissenschaften unterliegen einem sehr schnellen Wissenszuwachs. Der stetige Wandel von Methoden, Wirkstoffen und Erkenntnissen ist allen an diesem Werk Beteiligten bewusst. Sowohl der Verlag als auch die Autorinnen und Autoren und alle, die an der Entstehung dieses Werkes beteiligt waren, haben große Sorgfalt darauf verwandt, dass die Angaben zu Methoden, Anweisungen, Produkten, Anwendungen oder Konzepten dem aktuellen Wissensstand zum Zeitpunkt der Fertigstellung des Werkes entsprechen. Der Verlag kann jedoch keine Gewähr für Angaben zu Dosierung und Applikationsformen übernehmen. Es sollte stets eine unabhängige und sorgfältige Überprüfung von Diagnosen und Arzneimitteldosierungen sowie möglicher Kontraindikationen erfolgen. Jede Dosierung oder Applikation liegt in der Verantwortung der Anwenderin oder des Anwenders. Die Elsevier GmbH, die Autorinnen und Autoren und alle, die an der Entstehung des Werkes mitgewirkt haben, können keinerlei Haftung in Bezug auf jegliche Verletzung und/oder Schäden an Personen oder Eigentum, im Rahmen von Produkthaftung, Fahrlässigkeit oder anderweitig übernehmen.

Für die Vollständigkeit und Auswahl der aufgeführten Medikamente übernimmt der Verlag keine Gewähr.
Geschützte Warennamen (Warenzeichen) werden in der Regel besonders kenntlich gemacht (®). Aus dem Fehlen eines solchen Hinweises kann jedoch nicht automatisch geschlossen werden, dass es sich um einen freien Warennamen handelt.

Bibliografische Information der Deutschen Nationalbibliothek
Die Deutsche Nationalbibliothek verzeichnet diese Publikation in der Deutschen Nationalbibliografie; detaillierte bibliografische Daten sind im Internet über https://www.dnb.de abrufbar.

24 25 26 27 28 5 4 3 2 1

In ihren Veröffentlichungen verfolgt die Elsevier GmbH das Ziel, genderneutrale Formulierungen für Personengruppen zu verwenden. Um jedoch den Textfluss nicht zu stören sowie die gestalterische Freiheit nicht einzuschränken, wurden bisweilen Kompromisse eingegangen. Selbstverständlich sind **immer alle Geschlechter** gemeint.

Planung: Martina Lauster, München
Projektmanagement: Andreas Rumpf, München
Redaktion: Ute Villwock, Heidelberg
Herstellung: Dietmar Radünz, Leipzig
Satz: STRAIVE, Puducherry/Indien
Druck und Bindung: Drukarnia Dimograf Sp. z o. o., Bielsko-Biała/Polen
Umschlaggestaltung: SpieszDesign, Neu-Ulm
Titelfotografie: © Feodora - stock.adobe.de und SPIESZDESIGN

Aktuelle Informationen finden Sie im Internet unter www.elsevier.de

Vorwort

Die Ausbildung zur Operationstechnischen Assistenz ist anspruchsvoll, umfangreich und verlangt in ihren drei Jahren das Aneignen eines umfangreichen Wissens und Könnens. Gelerntes aus den theoretischen und fachpraktischen Unterrichten soll möglichst direkt und ohne Verzögerung umgesetzt und in die praktische Tätigkeit integriert werden. Nicht nur das Springen sowie Instrumentieren verschiedener Eingriffe und damit verbunden die Kenntnis um deren besondere Anforderungen wird vorausgesetzt, sondern auch besondere Fähigkeiten im Umgang mit Patienten und Angehörigen, das Berücksichtigen unterschiedlicher Bedürfnisse und Bedarfe aller Beteiligten, als auch die Sicherheit in rechtlichen sowie ethischen Belangen des Berufsfeldes sind vorzuhaltende Kompetenzen. Die Anforderungen an werdende OTAs ist folglich hoch. Diese hier vorliegenden Lernkarten sollen OTA-Auszubildende auf ihrem Weg zum Examen begleiten, helfen die angestrebten Kompetenzentwicklungen in den verschiedenen Themengebieten zu fördern sowie bei den Vorbereitungen auf die schriftlichen und mündlichen Abschlussprüfungen adäquat unterstützen. Mit Hilfe fallbasierter Konzepte und abwechslungsreichen Fragekonzepten soll das Lernen für Lernzielkontrollen und Prüfungen praxisnahe und spannend gestaltet werden. Die Lernkarten ersetzen dabei keineswegs die Ausführungen umfangreicher Lehrbücher, sondern ergänzen diese geschickt um vertiefende und wiederholende Bezugsfragen.
Viel Spaß beim Entdecken dieser Lernkarten für die OTA-Ausbildung und viel Erfolg bei den eigenen Abschlussprüfungen!

Dennis Müller
Februar 2024

Benutzerhinweise

Kartenthema

Daumenregister

Kapitelüberschrift

Kartennummer

68

?

Frageseite der Lernkarten (! auf der Ruckseite = Antwortseite)

9 OTA in der Gefäßchirurgie

9.1 Anatomie und Physiologie

Im menschlichen Organismus werden drei Arten von Gefäßen unterschieden:

- Arterien (Schlagadern),
- Venen (Blutadern) und
- Lymphgefäße.

Um in der Gefäßchirurgie adäquat mitwirken zu können und die Sinnhaftigkeit und Notwendigkeit der hier stattfinden Eingriffe zu verstehen, ist es notwendig, sich in der Anatomie und Physiologie des menschlichen Gefäßsystems auszukennen.

Beschriften Sie die folgende Abbildung mit den korrekten Fachbegriffen und erläutern Sie den physiologischen Unterschied zwischen Arterien und Venen.

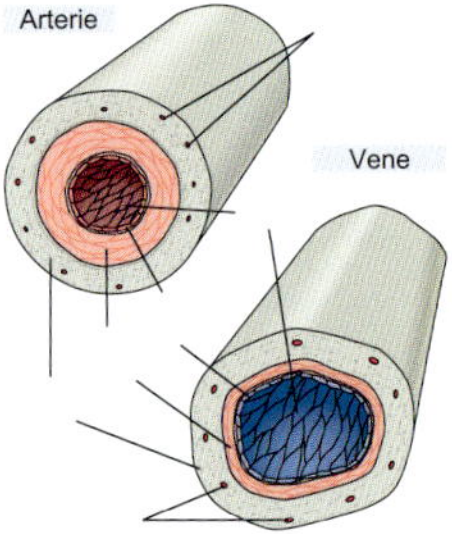

Abb. 9.1a Arterien und Venen [L190]

Kartenzahl pro Kapital

Seitenzahl

135 © Elsevier GmbH, München. Alle Rechte vorbehalten. Müller: Lernkarten Operationstechnische Assistenz, 1. A. 2024 1/7

Abbildungsnachweis

Der Verweis auf die jeweilige Abbildungsquelle befindet sich bei allen Abbildungen im Werk am Ende des Legendentextes in eckigen Klammern.

E846-017	Rothrock, J.: Alexander's Care of the Patient in Surgery. Elsevier/Mosby, 17th Edition, 2022
F781-034	Olasveengen, T.M.; Semeraro, F.; Ristagno, G. et al. Basismaßnahmen zur Wiederbelebung Erwachsener („Basic Life Support", „BSL") Leitlinien des European Resuscitation Council 2021 Notfall Rettungsmed (2021) www.springermedizin.de/link/10.1007/s10049-021-00885-x
L138	Martha Kosthorst, Borken
L143	Heike Hübner, Berlin
L190	Gerda Raichle, Ulm
L231	Stefan Dangl, München
L275	Martin Hoffmann, Neu-Ulm
J787	Colourbox.com
P1293	Marie Zimmermann, Oldenburg
P1294	Leo Strotmann, Oldenburg
P1295	PD Dr. med. Thomas Gehrke, Universitätsklinikum Würzburg
P1298	Verena Joneleit, St. Johannes Hospital Dortmund

Fehler gefunden?

An unsere Inhalte haben wir sehr hohe Ansprüche. Trotz aller Sorgfalt kann es jedoch passieren, dass sich ein Fehler einschleicht oder fachlich-inhaltliche Aktualisierungen notwendig geworden sind.

Sobald ein relevanter Fehler entdeckt wird, stellen wir eine Korrektur zur Verfügung. Mit diesem QR-Code gelingt der schnelle Zugriff.

https://else4.de/978-3-437-45910-8

Wir sind dankbar für jeden Hinweis, der uns hilft, dieses Werk zu verbessern. Bitte richten Sie Ihre Anregungen, Lob und Kritik an folgende E-Mail-Adresse: kundendienst@elsevier.com

Inhaltsverzeichnis

1 Medizinisch-technische Geräte

1.1 Medizinprodukterecht-Durchführungsgesetz

Das Medizinprodukterecht-Durchführungsgesetz (kurz: MPDG) löste am 26.05.2021 das bis dato geltende Medizinproduktegesetz (kurz: MPG) in Deutschland ab und steht in Verbindung mit der EU-Verordnung über Medizinprodukte, der Medical Device Regulation (kurz: MDR).

Was regeln sowohl das MPDG als auch das MDR konkret und welchen Vorteil bietet die Neuregelung als EU-Verordnung?

1.1 Medizinprodukterecht-Durchführungsgesetz

Beide Gesetze regeln die Herstellung, die Wartung und die Anwendung von Medizinprodukten. Im MPDG wird im Speziellen beschrieben, von wem und wie ein Gerät oder Gas in Anwendung gebracht werden darf.
Die deutsche Gesetzesgrundlage auf Basis der EU-Verordnung erlaubt es den Herstellern, Medizinprodukte auch in ganz Europa zu vertreiben und zur Anwendung zu bringen.

ZUSATZINFORMATION

EU-Verordnung über Medizinprodukte (Medical Device Regulation, MDR)
Art. 1 Gegenstand und Geltungsbereich
(1) Mit dieser Verordnung werden Regeln für das Inverkehrbringen, die Bereitstellung auf dem Markt und die Inbetriebnahme von für den menschlichen Gebrauch bestimmten Medizinprodukten und deren Zubehör in der Union festgelegt. Diese Verordnung gilt ferner für in der Union durchgeführte klinische Prüfungen, die diese Medizinprodukte und dieses Zubehör betreffen.

1 Medizinisch-technische Geräte

1.2 Hochfrequenzchirurgie

Fließt Strom durch ein leitfähiges Material, so erwärmt es sich umso mehr, je größer der elektrische Widerstand ist. Diesen Effekt nutzt die Hochfrequenzchirurgie (kurz: HF-Chirurgie). Körpergewebe hat einen höheren Widerstand als die metallene Schneideelektrode. Durch den Stromfluss wird das umliegende Gewebe aufgeheizt, aber nicht die Elektrode. Durch diesen Effekt kommt es zu einer sogenannten Koagulation des Gewebes, welche Blutungen verhindert bzw. stillt.

Erläutern Sie, welche Sicherheitsvorkehrungen bei dem Einsatz von hochfrequentem Strom in der Chirurgie zu beachten sind.

1.2 Hochfrequenzchirurgie

- Patienten müssen trocken und elektrisch isoliert gelagert werden.
- Patienten dürfen nicht mit elektrisch leitfähigen Gegenständen in Berührung kommen z. B.:
  - OP-Tisch (geerdet)
  - Infusionsständer
- Keine punktuellen Haut-zu-Haut-Kontakte.
- Die HF-Kabel sollen weder den Patientenkörper noch andere Leitungen berühren.
- Zwischen der aktiven HF-Elektrode und einer EKG-Elektrode muss ein Abstand von mindestens 15 cm sein.
- Bei Patienten mit Herzschrittmachern oder Schrittmacherelektroden muss bei der Anwendung von HF-Strom mit irreparablen Schäden am Schrittmacher und mit Beeinflussung der Schrittmacherfunktionen gerechnet werden.
- Den Elektrodenhandgriff weder direkt auf oder neben den Patientenkörper noch auf die Abdecktücher legen.
- Der Elektrodenhandgriff muss immer auf die Instrumentenablage oder in den entsprechenden Köcher gelegt werden.
- Bei chirurgischen Eingriffen, bei denen der HF-Strom durch Organe oder Gefäße mit relativ kleinem Querschnitt fließt, lassen sich unerwünschte thermische Schädigungen sicher vermeiden, indem die bipolare Technik eingesetzt wird.

1 Medizinisch-technische Geräte

1.3 Medizinische Gase

Medizinische Gase haben grundsätzlich unterschiedliche Anwendungsgebiete, bergen entsprechend unterschiedliche Gefahren und bedürfen unterschiedlicher Handhabung. Es ist daher immer auf die Kennzeichnung der Flaschen bzw. der jährlich geprüften Wandanschlüsse zu achten. Eine besondere Gefahr geht von medizinischen Gasen in Kombination mit der Verwendung der HF-Chirurgie aus.

Nennen Sie die vier gängigsten medizinischen Gase und kategorisieren Sie diese nach ihrem Verhalten in Kontakt mit der HF-Chirurgie.

1.3 Medizinische Gase

Gängige medizinische Gase

Bezeichnung	Verhalten bei Kontakt mit HF-Chirurgie
Sauerstoff (O_2)	Selbst nicht brennbar, fördert jedoch die Verbrennung anderer Stoffe und steigert damit ihre Entflammbarkeit beim Einsatz von HF-Chirurgie
Kohlendioxid (CO_2)	Nicht brennbar, daher keine Gefahr bei Einsatz von HF-Chirurgie
Distickstoffmonoxid (N_2O)	Nicht brennbar, wirkt jedoch brandfördernd durch seine Tendenz, sein Sauerstoffatom abzugeben
Argon (Ar)	Nicht brennbar, da es sich um ein Edelgas handelt

1 Medizinisch-technische Geräte

1.5 Raumlufttechnische Anlage (RLT)

Für den Operationsbereich sind nach der RKI-Richtlinie alle Räume und Flächen einschließlich Flure mindestens entsprechend der Raumklasse II, die Operationsräume entsprechend Raumklasse I auszuführen.

Begründen Sie, warum der Operationsbereich und besonders die Operationsräume entsprechend mit einer RLT ausgestattet sein müssen und eine Fensterlüftung nicht annehmbar ist.

1.5 Raumlufttechnische Anlage (RLT)

Zum Entfernen von teilchenförmigen Verunreinigungen einschließlich Mikroorganismen ist eine mehrstufige Filterung der Zuluft zwingend erforderlich. Außerdem soll das OP-Personal keinen großen Temperaturdifferenzen zwischen Fensterlüftung und Klimatisierung ausgesetzt werden. Schimmelpilzeinträge durch Fensterlüftung sollen vermieden werden, genau wie die Beeinflussung der Strömungsrichtungen bei etwaigen Windstößen.

1 Medizinisch-technische Geräte

1.6 Endoskopieturm

Der Endoskopieturm oder auch MIC-Turm (minimalinvasive Chirurgie) dient sowohl in Endoskopie- als auch in OP-Abteilungen (z. B. bei einer Laparoskopie) zur diagnostischen und therapeutischen Betrachtung von Hohlorganen bzw. Körperhöhlen mittels einer Kamera.
Zu einem Endoskopieturm gehören verschiedene technische Geräte, diese können je nach Bedarf auf das Einsatzgebiet abgestimmt werden, z. B. Monitore, Kamera, Kamerasteuereinheit, Lichtquelle, Insufflator, Saug-Spül-Gerät.

Erläutern Sie die Gründe für folgende Fehlerquellen beim Einsatz eines Endoskopieturms.
a) Es wird kein Druck in der Körperhöhle aufgebaut.
b) Es wird kein Bild auf dem Monitor angezeigt.

1.6 Endoskopieturm

a) In der entsprechenden Körperhöhle wird kein Druck aufgebaut!

- Der CO_2-Insufflator ist nicht betriebsbereit.
- Die Gasflasche wurde nicht aufgedreht.
- Der Wegehahn der Veres-Nadel oder des Trokars ist geschlossen.
- Der zuführende Gasschlauch ist abgeknickt.
- Eine flache Narkose verursacht eine Muskelspannung und verhindert die Gaszufuhr.

b) Es wird kein Bild angezeigt!

- Der Monitor, die Lichtquelle oder das Kamerasteuergerät sind nicht betriebsbereit.
- Eines der Kabel, die die verschiedenen Komponenten untereinander verbinden, hat sich gelockert oder ist komplett diskonnektiert.
- Die Kamera wurde nicht korrekt an das Kamerasteuergerät angeschlossen oder ist defekt.
- Das Kaltlichtkabel wurde nicht oder nicht richtig mit der Lichtquelle verbunden oder ist defekt.

1 Medizinisch-technische Geräte

1.7 Röntgendiagnostik

Röntgenaufnahme, Durchleuchtung und Computertomografie basieren auf dem Einsatz von sogenannten Röntgenstrahlen. Röntgenstrahlen gehören zu den ionisierenden Strahlen und können mit dem durchstrahlten Stoff in Wechselwirkung treten. Aufgrund der möglichen schädigenden Wirkung der Strahlung unterliegt ihr Einsatz gesetzlichen Vorschriften und Qualitätskontrollen. Die Anwendung von Röntgenstrahlung darf nur von Personen mit einer Fachkunde im Strahlenschutz vorgenommen oder beaufsichtigt werden. Ebenso sind mit der Anwendung ionisierender Strahlung besondere Sicherheitsvorkehrungen, wie Schutzkleidungen und Verhaltensregeln, einzuhalten.

Erläutern Sie, was sich hinter der 3 „A" Regel des Strahlenschutzes verbirgt.

1.7 Röntgendiagnostik

Die 3 „A“ des Strahlenschutzes sind: Abstand, Aufenthaltsdauer, Abschirmung

Abstand:

Der Abstand von der Strahlenquelle und dem durchstrahlten Patientenkörper sollte möglichst groß sein. Der Abstand ist von größter Bedeutung, da die Dosisleistung mit dem Quadrat des Abstandes von der Strahlenquelle abnimmt (Abstandsquadratgesetz).

Aufenthaltsdauer:

Die Aufenthaltsdauer im Untersuchungsraum bei Durchleuchtungen ist so kurz wie möglich zu halten. Es muss immer überlegt werden, welche Personen bei einer Röntgenexposition überhaupt im Raum anwesend sein müssen. Nicht benötigtes Personal sollte den Raum verlassen. Außerordentlich wichtig ist daher, die Einschaltzeiten der Röhre so kurz wie möglich zu halten.

Abschirmung:

Eine Abschirmung der Strahlung durch spezielles Baumaterial, mobile Strahlenschutzwände aus Metall oder Bleiglasscheiben, Bleigummi um den Patientenkörper und den Untersuchungstisch und Schutzkleidung reduzieren die Strahlenbelastung des Personals und sind bei allen Untersuchungen vorgeschrieben. Während Durchleuchtungsuntersuchungen oder interventionellen Eingriffen, bei denen sich das Personal in Patientennähe aufhalten muss, ist Schutzkleidung (**Bleischürze**, **Schilddrüsenschutz** und ggf. **Strahlenschutzbrille**) im Untersuchungsraum zu tragen.

1 Medizinisch-technische Geräte

1.8 Antriebsmaschinen

In der Chirurgie werden Antriebsmaschinen unterschiedlicher Art eingesetzt. Kabelgebundene, akkubetriebene und druckluftbetriebene Maschinen können hier zum Einsatz kommen. Sie besitzen verschiedene Vorzüge aber auch Besonderheiten, die es zu beachten gilt.

Erklären Sie, was bei jeder Antriebsmaschine, egal welcher Art, unbedingt zu beachten ist.

1.8 Antriebsmaschinen

- Jede Antriebsmaschine muss unbedingt eine CE-Kennzeichnung besitzen.
- Bei der Inbetriebnahme einer Antriebsmaschine besteht ein schmaler Grat zwischen steril und unsteril. Es gibt grundsätzlich Anteile, welche entweder von Hause aus unsteril sind oder durch das Anreichen an den Springer unsteril werden (Druckschläuche, Akkus, Kabel).
- Die Antriebsmaschine darf niemals auf dem Patientenkörper abgelegt werden: Verletzungsgefahr!
- Die Antriebsmaschine muss vor jeder Manipulation immer gesichert werden, um eine ungewollte Inbetriebnahme zu vermeiden.

1 Medizinisch-technische Geräte

1.9 Blutsperre und Blutleere

Chirurgisch versteht man unter diesen Begriffen die künstliche Drosselung der Blutzufuhr in einem begrenzten Kreislaufgebiet (Blutsperre), bzw. die künstlich herbeigeführte komplette Unterbrechung der Blutzufuhr (Ischämie) in einem begrenzten Kreislaufgebiet (Blutleere).

Beschreiben Sie in kurzen Sätzen die Vorbereitung und Durchführung einer Blutsperre am Bein eines Patienten.

1.9 Blutsperre und Blutleere

- Unterpolsterung mit synthetischer Watte
- Anbringen der Druckmanschette
- Sichern gegen Aufspringen mit Binde oder Klebestreifen
- Sorgfältiges Verlegen des Druckschlauches und Sichern gegen Abknicken
- Ggf. wasserdichtes Abkleben mit z. B. OpSite-Folie
- Anheben des Beines durch den Operateur
- Aufblasen der Druckmanschette auf 350–400 mmHg, nach Ansage des Operateurs
- Dokumentation aller relevanter Parameter
- Erster Hinweis erfolgt nach 60 Minuten Dauer

1 Medizinisch-technische Geräte

1.10 Laser

Trifft Laserlicht auf biologisches Gewebe, so wird es reflektiert, transmittiert („durchgeschickt"), gestreut oder absorbiert (aufgenommen). Insbesondere die absorbierte Lichtenergie ist entscheidend für den therapeutischen Nutzen der Laserstrahlung.

Erklären Sie, welche sieben „goldenen" Regeln für den Umgang mit Lasersystemen zu beachten sind.

1.10 Laser

1. Laser in Standby-Modus, um unbeabsichtigtes Auslösen des Laserstrahls zu vermeiden. Im Notfall den roten Not-Aus-Schalter betätigen.
2. Maximal möglichen Abstand halten. Dies betrifft alle, die nicht am Eingriff beteiligt sind, um das Risiko kleinstmöglich zu halten.
3. Die richtige Schutzbrille im gesamten Laserbereich tragen. Diese ist immer abhängig von der jeweiligen Wellenlänge des verwendeten Lasers. Es gibt folglich nicht die eine Brille für alle Systeme.
4. Der Laser ist kein Zeigestock und Menschen sind keine Zielschiebe (Gefährdungspotenzial). Denn: Laserstrahlung ist stark kollimiert, d. h., das Strahlenbündel ist fast parallel zueinander. Über große Entfernung nimmt ein Laserstrahl nur wenig an Durchmesser zu.
5. Den Laserstrahl unter Kontrolle halten und nicht unkontrolliert auf Instrumente oder andere reflektierende Gegenstände richten. Empfehlung: Verwendung von mattierten Instrumenten.
6. Nicht auf entflammbares Material lasern! Insbesondere bei entflammbaren Trachealtuben.
7. Information und Schulung sicherstellen. Dazu gehören Einweisungen (inkl. Dokumentation), Lasersachkundekurse und Laserfachkundekurse für die jeweilige Fachdisziplin.

1 Medizinisch-technische Geräte

1.11 Computergestützte Chirurgie

Navigationssysteme und robotergestützte Eingriffe sind heute aus einem modernen Operationssaal nicht mehr wegzudenken. Sie operieren natürlich nicht selbstständig, sind jedoch eine unglaubliche Unterstützung der Chirurgen bei der Präzisierung ihrer Eingriffe.

Nennen Sie die vier Vorteile einer navigationsunterstützten Chirurgie.

1.11 Computergestützte Chirurgie

Vorteile der Anwendung eines Navigationssystems sind:

- Unterstützung und Ergänzung der räumlichen Vorstellung des Chirurgen
- Verringerung der intraoperativen Strahlenbelastung, da der Bildwandler seltener, ggf. gar nicht eingesetzt werden muss
- Kleinere chirurgische Zugänge
- Erhöhung der Präzision, z. B. bei der Implantatplatzierung

1 Medizinisch-technische Geräte

1.12 OP-Mikroskop

Operationsmikroskope werden in verschiedenen Variationen angeboten: vom einfachen OP-Mikroskop, welches lediglich einen vergrößerten Blick auf das Operationsgebiet liefert, bis zum ultramodernen High-End-Mikroskop, welches eine Vielzahl an Funktionen vereint.
Der erste Einsatz eines OP-Mikroskops erfolgte in der Neurochirurgie in den USA 1957 durch den Neurochirurgen Theodore Kurze. In Deutschland setzte der Neurochirurg Friedrich Loew das Mikroskop erstmals 1963 in der Bandscheibenchirurgie ein.

Erläutern Sie, welche Maßnahmen beim Arbeiten mit dem OP-Mikroskop von springender sowie instrumentierender Kraft zu berücksichtigen sind.

1.12 OP-Mikroskop

- Eingabe von Patientendaten, um ggf. bei intraoperativ aufgenommenen Bildern oder Videos (z. B. Angiografie bei Aneurysmaclipping) korrekt dokumentieren und eine sichere Patientenzuordnung gewährleisten zu können.
- Positionierung der Arbeitstuben je nach Operation. Dazu muss aus dem Operationsplan klar ersichtlich sein, ob der Assistent rechts oder links vom Operateur oder gegenübersteht, dementsprechend müssen die Arbeitstuben umgebaut werden
- Einstellen der Okulare auf die Bedürfnisse der Operateure
- Ausbalancieren des Mikroskops via Auto-Balance-Funktion
- Steriles Beziehen des Mikroskops mit einer passenden, durchsichtigen Abdeckung
- Positionierung des Mikroskops so im Saal, dass es hindernisfrei bewegt werden kann
- Postoperatives Zurückschieben des Mikroskops unter Vorsicht durch den Springer
- Zuerst wird das Licht heruntergefahren, erst dann wird das Mikroskop ausgeschaltet (!)
- Nach der letzten Verwendung Mikroskop in Transportposition bringen und mit der Schutzhülle abdecken
- Damit sich der Operateur nicht bei jedem Instrumentenwechsel neu orientieren muss, werden die Instrumente dem Operateur sicher in der Hand platziert und auch sicher wieder entgegengenommen
- Instrumente sind stets blut- und fusselfrei zu halten

2 Springertätigkeit geplant und strukturiert durchführen

2.1 Patiententransfer in den OP-Trakt

Der Transfer der Patienten geschieht in der Regel über die sogenannte Patientenschleuse. Eine Räumlichkeit, die es ermöglicht, einen Patienten in ruhiger Atmosphäre von seinem Patientenbett auf den passenden OP-Tisch zu transferieren. Häufig steht hierfür eine mechanische Umbettanlage bereit, jedoch ist auch das manuelle Transferieren mit Hilfe eines einfachen Rollbretts möglich. So oder so gibt es einen Verhaltenskodex, den es bei der Übernahme eines Patienten an der Schleuse einzuhalten gilt.

Beschreiben Sie Ihr korrektes Vorgehen bei der Übernahme eines Patienten oder einer Patientin an der OP-Schleuse.

2.1 Patiententransfer in den OP-Trakt

Zuerst begrüßt die schleusende Pflegekraft den Patienten oder die Patientin und stellt sich selbst mit Namen und Funktion vor. Vor allem bei sehr ängstlichen Patienten dazu ggf. die Maske kurz abnehmen: Ein „unmaskiertes Gesicht" kann sehr beruhigend wirken.
Bevor Patienten mittels Umbettanlage auf den OP-Tisch positioniert werden, erfragt die Schleusenkraft die Patientendaten, um sie eindeutig zu identifizieren und wichtige Informationen zu erhalten, die relevant für die Operation sind. Den Patienten keine Ja- und Nein-Fragen stellen. Sie sollen selbst Namen und Geburtsdatum nennen. Die Informationen gleicht die Schleusenkraft mit der Patientenakte ab und prüft die Unterlagen auf Vollständigkeit.
Erfragt bzw. geprüft werden:

- Vollständiger Name und Geburtsdatum des Patienten
- Geplanter Eingriff, ggf. auch Eingriffsort
- Bekannte (Vor-)Erkrankungen bzw. Leiden des Patienten; Bewegungseinschränkungen, wie z. B. Paresen oder Plegien oder Kontrakturen
- Veränderungen des Hautzustands, v. a. Entzündungen oder Geschwüre (z. B. Drucknekrosen); Allergien des Patienten, z. B. Latex, Medikamente
- Vorhandene Implantate und Piercings; Fremdmaterial im Körper, z. B. Zugänge, Drainagen
- Letzte Aufnahme von Nahrung und Flüssigkeit
- Ggf. Markierung des OP-Gebiets, in der Regel geschieht dies per Kreuz
- Vorhandensein von Schmuck, Brillen, losen Gegenstände Make-up (Schminke, Nagellack ...)

2 Springertätigkeit geplant und strukturiert durchführen

2.2 Patientenpositionierung – Verantwortung

Die Patientenpositionierung und deren Überwachung sind eine gemeinsame Aufgabe von Operateur, Anästhesist und pflegerischem Personal. Dies geht aus einer Vereinbarung durch den Berufsverband Deutscher Anästhesisten und Berufsverband Deutscher Chirurgen bzw. dem Berufsverband der Ärzte für Orthopädie hervor.

Füllen Sie die folgende Tabelle zu den Verantwortlichkeiten bei der Patientenpositionierung korrekt aus. Wer trägt wann für was die Verantwortung?

	Anästhesist/in	Operateur/in	Pflegepersonal
Präoperativ			
Auswahl der Position zur OP			
Positionierung auf dem OP-Tisch			

Intraoperative Positionsveränderungen			
Postoperativ			
Präoperativ			

Tab. 2.1a Verantwortlichkeiten bei der Patientenpositionierung

2 Springertätigkeit geplant und strukturiert durchführen

2.3 Patientenpositionierung – Grundregeln

Eine sichere und fehlerfreie Positionierung der Patienten ist das höchste Gut und dient allen voran der Sicherheit der Patienten, aber auch dem bestmöglichen Verlauf der angestrebten Operation. Damit eine Patientenpositionierung fehlerfrei und sicher erfolgen kann gilt es gewisse Grundregeln einzuhalten.

Nennen Sie die geltenden Grundregeln der Patientenpositionierung.

2.3 Patientenpositionierung – Grundregeln

Folgende Regeln sind bei der Patientenpositionierung stets zu beachten, egal für welche Position:

- Patienten müssen trocken und isoliert positioniert werden.
- Patienten dürfen nicht mit elektrisch leitfähigen Gegenständen in Berührung kommen (Infusionsständer, Metallteile am OP-Tisch, o. Ä.).
- Bei lang andauernder OP und/oder Eingriffen in der Nähe der Harnblase ist der Urin abzuleiten (Dauerkatheter, Cystofix).
- Nasse OP-Tischauflagen oder Tücher entfernen, wenn möglich durch trockene ersetzen.
- Kein punktueller Haut-zu-Haut-Kontakt (z. B. zwischen Finger und Oberschenkel).
- Anschlusskabel so ableiten, dass sie die Patienten nicht berühren.
- Positionierungshilfsmittel und Instrumente nicht auf dem Patientenkörper ablegen.
- Vorsicht mit Desinfektionsmitteln – der darin enthaltene Alkohol kann sich durch elektrische Funken entzünden.

2 Springertätigkeit geplant und strukturiert durchführen

2.4 Patientenpositionierung – Schäden

Durch Unachtsamkeiten oder Unwissenheit des beteiligten Personals kann es trotz vermeintlich korrekter Positionierung zu Schäden am Patientenkörper kommen. Sogenannte Risikostrukturen sind sogar prädestiniert dafür, beschädigt zu werden, wenn man nicht sorgfältig genug arbeitet. Bei 50 von 10.000 Narkosen kommt es statistisch hierbei zu Schäden am Patienten.

Nennen Sie diese Risikostrukturen für eine schadhafte Positionierung und beschreiben Sie, wie es jeweils dazu kommen kann, dass diese Strukturen geschädigt werden.

2 Springertätigkeit geplant und strukturiert durchführen

2.5 Katheterisierung von Patienten

Manche OP-Situation macht es aufgrund ihrer Dauer und/oder ihrer Lokalisation erforderlich, dass der oder die zu operierende Patient/in im Vorfeld eine Entleerung der Harnblase bekommen muss. Dies geschieht entweder über eine einmalige Katheterisierung oder die Anlage eines sogenannten Dauerkatheters in der Regel über die Harnröhre.

Erläutern Sie, worauf bei der Anlage eines Dauerkatheters zu achten ist. Gehen Sie dabei auf beide biologischen Geschlechter ein.

2.5 Katheterisierung von Patienten

Auf folgende Dinge ist grundsätzlich bei der Anlage eines Dauerkatheters bei Mann und Frau zu achten:

- Widerstände in der Harnröhre sollten äußerst vorsichtig und falls überhaupt niemals mit Kraftaufwand überwunden werden.
- Bei Auftreten einer stärkeren Blutung muss ein sofortiger Abbruch erfolgen und umgehend der Operateur informiert werden.
- Katheter mit Tiemann-Spitze dürfen – wegen der gebogenen Spitze – keinesfalls während der Anlage gedreht werden.
- Die Anlage eines Blasenkatheters sollte immer unter sterilen Bedingungen erfolgen! Eine Keimverschleppung in Harnröhre bzw. Blase kann zu aufsteigenden Harnwegsinfektionen führen.
- Prinzipiell sollte jede Katheterisierung ohne Aufwendung von Kraft erfolgen.
- Bei Widerstand in der Harnröhre kann das Rotieren des Katheters evtl. helfen.
- Ein Spasmus der Harnröhre legt sich nach einer kurzen Wartezeit wieder.
- Bei männlichen Patienten die Katheter-Größe nicht zu klein wählen, mind. Ch. 14. Zu dünne Katheter können in der Harnröhre vor der Prostata umschlagen.
- Zur Blockung des Katheters sollte Aqua ad iniectabilia oder eine 10 %-Glyzerinlösung verwendet werden. NaCl birgt die Gefahr der Auskristallisierung des Salzanteils, was eine Entblockung und Entfernung des Katheters erschwert.
- Vor dem Anziehen der sterilen Handschuhe sollten alle sterilen Materialien bereit bereitliegen und der gesamte Vorgang wird am besten noch einmal gedanklich durchgegangen.

2 Springertätigkeit geplant und strukturiert durchführen

2.6 Präoperative Springertätigkeit

Die Durchführung der unsterilen Springertätigkeit ist eine der elementaren Säulen im Rahmen der Arbeit im Operationstrakt. Es ist eine der Kernaufgaben der Operationstechnischen Assistenz. Die korrekte Durchführung der Springertätigkeit ist niemals zu unterschätzen und setzt ein gewisses Niveau an Erfahrung voraus.

Erläutern Sie die Aufgaben des Springers während der präoperativen Phase.

2.6 Präoperative Springertätigkeit

Im Rahmen der präoperativen Vorbereitung ist der Arbeitsaufwand für den Springer am höchsten.

- Die erste Aufgabe des Springers sollte die Überprüfung des OP-Saales an sich sein. Es muss eine korrekte Zwischenreinigung bzw. Endreinigung am Vortag erfolgt sein und es dürfen keine sichtbaren Verschmutzungen zu erkennen sein.
- Das im Saal benötigte Inventar sollte vollzählig sein und sich in einem technisch einwandfreien Zustand befinden.
- Die benötigten medizinisch-technischen Geräte müssen bereitgestellt, geprüft und betriebsbereit gemacht werden.
- Der/Die Instrumentierende muss steril eingekleidet werden.
- Er/Sie muss dem Instrumentierenden alle Instrumente bzw. Siebe und zusätzliche Materialien steril anreichen.
- Der/Die Instrumentierende muss beim Beziehen der sterilen Tische unterstützt werden.
- Der Springer muss die OP-Dokumentation beginnen.
- Arbeiten direkt am Patienten müssen ausgeführt werden, wie z. B. Positionierung, ggf. Rasur des OP-Gebiets und/oder Katheteranlage.
- Vier-Augen-Zählkontrolle aller Verbandstoffe und Nadeln.

2 Springertätigkeit geplant und strukturiert durchführen

2.7 Intraoperative Springertätigkeit

Nachdem alle präoperativen Vorbereitungen abgeschlossen sind, alle Geräte funktionsfähig und der Patient oder die Patientin steril abgedeckt wurde, erfolgt vor dem Schnitt das Team-Time-Out.

Erläutern Sie, was das Team-Time-Out beinhaltet und warum es so wichtig ist.

2.7 Intraoperative Springertätigkeit

Im Team-Time-Out werden gemeinsam mit allen am Eingriff beteiligten Personen die Daten der Patienten, die Art der Operation und sonstige relevante Informationen geklärt, wie z. B.:

- Voroperationen
- Vermutete OP-Dauer
- Voraussichtlicher Blutverlust
- Besondere Vorkommnisse während der Narkoseeinleitung und weiteres

In diesem Moment sollten alle Störungen jeglicher Art vermieden werden.
Im Rahmen des Team-Time-Outs werden alle Daten miteinander verglichen bzw. abgeglichen. Der Moderator (z. B. der Springer) liest alle zu checkenden Daten vor und alle Mitarbeiter, die an dieser Operation beteiligt sind, antworten wahrheitsgemäß. Des Weiteren werden alle Eventualitäten und möglichen Komplikationen der bevorstehenden Operation aufgezählt und die zuständigen Mitarbeiter befragt, ob die entsprechenden Gegenmaßnahmen bereit sind. Der Schnitt darf erst nach Durchführung und vollständiger Korrektheit der Checkliste erfolgen.
Das Team-Time-Out als letzte Instanz vor Beginn der OP ist deswegen wichtig, weil es der Absicherung gegen Fehler bzw. Verwechslungen, der Vermeidung von Komplikationen und damit der Patientensicherheit dient. Die im Rahmen dieses Datenabgleichs besprochenen Daten können aber auch für Instrumentierende und Springer relevant sein, wie z. B. brisante Präparationen in der Nähe von großen Gefäßen.

2 Springertätigkeit geplant und strukturiert durchführen

2.8 Postoperative Springertätigkeit

Die Aufgabenstellung des Springers erhöht sich erheblich nach Beendigung der Operation. Mit Abschluss der letzten Hautnaht bzw. -klammer beginnt die postoperative Phase. Ein wichtiger Teil dieser Phase ist die allerletzte Kontrolle der Zählobjekte.

Erläutern Sie das Konzept der Zählkontrolle. Gehen Sie dabei auf Zeitpunkte, Umfang, Ablauf und Beweggründe ein.

2.8 Postoperative Springertätigkeit

Die **Zählkontrolle** erfolgt immer unter mindestens **4 Augen**: Springer und Instrumentierende sind gleichermaßen beteiligt und unterstützen sich gegenseitig. Der Instrumentierende gibt hierbei stets Zeitpunkt und Rhythmus vor. Idealerweise werden die Verbandmaterialien im unsterilen Bereich vom Springer so angeordnet, dass der Instrumentierende sie gut einsehen kann. Bei großen Mengen: Arrangement von 5er oder 10er Päckchen.

Präoperativ wird während des Richtens der IST-Stand gezählt. **Intraoperativ** beim Verschluss großer Hohlorgane, dem Wechsel der instrumentierenden Kraft und/oder beim Anreichen weiterer Zählobjekte. **Postoperativ** bzw. **am Ende der intraoperativen Phase,** bevor die Wunde verschlossen wird und wenn sie komplett verschlossen ist, sprich der Wundverband aufgelegt wurde.

Grundsätzlich werden alle Materialien gezählt, die bei Unachtsamkeit im Patienten verbleiben könnten: Instrumente, vor allem Verbandstoffe aller Art, wie Bauchtücher, Tupfer, Kompressen und Nadeln.

Ergänzung: Bei bestimmten Eingriffen können auch zusätzlich spezielle Formen der Ligaturen, sogenannte Loops bzw. Zügel, in die Zählung miteingeschlossen werden. Auch Desinfektionstupfer und Verbandskompressen müssen in die Zählung einfließen!

Die 4-Augen-Zählkontrolle dient vor allem der **Patientensicherheit**, da zurückgelassene Instrumente oder andere Materialien sowohl eine Belastung für das Immunsystem, Verletzungsrisiken als auch weitere Eingriffe bedeuten, welche vermeidbar sind.

2 Springertätigkeit geplant und strukturiert durchführen

2.9 Versorgung von Präparaten

Im Rahmen der meisten Operationen werden Gewebeproben entnommen. Diese Gewebeproben werden auf unterschiedlichste Weise versorgt. Die zwei häufigsten Methoden der histologischen Aufarbeitung sind der Fixierschnitt und der sog. Schnellschnitt. Die Proben bzw. Biopsien werden von einem Fachmann begutachtet bzw. beurteilt. Die Ergebnisse dieser Untersuchungen sind ausschlaggebend für die weitere Behandlung und Therapie der Patienten, d. h., alle weiteren Behandlungsschritte hängen z. B. vom Ergebnis einer Histologie ab.

Beschreiben Sie das korrekte Vorgehen bei der Versorgung einer Gewebeprobe als Fixierschnitt.

2.9 Versorgung von Präparaten

- Handschuhe und Augenschutz tragen. Der Instrumentierende übergibt das entnommene Gewebe möglichst in einer Nierenschale oder auf einem Tablett
- Das Präparat wird vom Springer abgenommen und in ein geeignet großes Gefäß gelegt
- Das Präparat wird nun mit Formalin begossen, bis es vollständig bedeckt ist. Es sollte frei schwimmen können (im Vergleich zum Präparat das 10- bis 20-fache Formalinvolumen)
- Größere Resektate sollten in Gefäßen mit einer ausreichend großen Öffnung befüllt werden, da nach der Formalinfixierung das Gewebe seine Elastizität verliert
- Das Gefäß sollte nun luftdicht mit einem Deckel verschlossen werden → befüllte Histologiebehälter gelten immer als potenziell kontaminiert
- Kontrolle der korrekten Beschriftung des Gefäßes und des beigefügten Histologiescheins (in leserlicher Schrift): korrekter Name bzw. Patient; korrekte Lokalisation; korrekte Stationskennung zwecks Ergebnismitteilung
- Anzahl und Versorgung der Präparate werden im OP-Protokoll dokumentiert
- Bei Rückfragen den Operateur oder das jeweilige pathologische Institut kontaktieren
- Infektiöse Histologien müssen nochmals gesondert markiert werden
- Amputate in spezielle Plastiksäcke einpacken, große Präparate evtl. in Eimern versorgen
- Für den Transport müssen die Gefäße und Scheine so gesichert werden, dass keine Namen zu erkennen sind → Datenschutz.

2 Springertätigkeit geplant und strukturiert durchführen

2.10 Dokumentation

Die Dokumentation im Operationsbereich ist ein wichtiges Instrument zur Qualitätssicherung und einer der wichtigsten Beiträge zur Beweislast bei Haftungsfragen.

Erklären Sie, was in diesem Zusammenhang die Aussage „Eine nicht dokumentierte Handlung ist nicht passiert!" für Ihre Tätigkeit im Falle eines Haftungsanspruchs bedeutet.

2.10 Dokumentation

Eine korrekte Dokumentation ist immer auch ein Nachweis über erbrachte Tätigkeiten bzw. Leistungen. Im Zusammenhang mit Haftungsansprüchen von Seiten eines Patienten oder einer Patientin, weil er bzw. sie z. B. der Meinung ist, dass ihm/ihr während bzw. durch die OP ein Schaden zugefügt wurde, bedeutet dies, dass wir als Leistungserbringer der sogenannten Beweislastumkehr unterliegen. Dies bedeutet, wir sind dazu verpflichtet, zu belegen, dass der vorgebrachte Schaden unabhängig von den erbrachten Leistungen, sprich der erfolgten OP und den damit verbundenen Maßnahmen bzw. Handlungen, entstanden wäre. Der OP-Mitarbeitende muss folglich in diesem Fall belegen können, dass es nicht aufgrund seines Handelns bzw. Nichthandelns zu dem vorgeworfenen Schaden gekommen ist, sondern unabhängig davon. Dies kann der Mitarbeitende jedoch nicht, wenn es keine Beweismittel, sprich Dokumente über seine vollzogenen Handlungen gibt. In solch einem Fall wird dann folgerichtig angenommen, dass der OP-Mitarbeitende nicht die erforderlichen Handlungen vollzogen hat, um Schaden von Patienten abzuwenden, und demnach die Annahme realistisch ist, dass der vorgebrachte Schaden durch bzw. während der Operation entstanden ist.

FAZIT

Dokumentieren wir all unsere erfolgten Handlungen nicht ordnungsgemäß, liefern wir uns selbst der Schuldigkeit aus.

3 Instrumentiertätigkeit/Instrumentenkunde

3.1 Richten der Instrumentensiebe und Materialien

Vor Beginn des sterilen Einwaschens für die Operation ist es unabdingbar, dass sich die instrumentierende Person über die Operation und die dafür benötigten Instrumente und Materialien informiert. Gutes Grundwissen bezüglich der Anatomie und des standardmäßigen Operationsablaufs ist Voraussetzung für jede Instrumentiertätigkeit.

Erläutern Sie, was Sie als instrumentierende Kraft beachten bzw. kontrollieren sollten, bevor Sie mit der chirurgischen Händedesinfektion beginnen können.

3.1 Richten der Instrumentensiebe und Materialien

Beim Richten der Instrumentensiebe und der benötigten Einmalmaterialien ist Folgendes zu beachten und zu kontrollieren, bevor mit der chirurgischen Händedesinfektion begonnen wird:

- Das „First in – First out“-Prinzip für das Verfallsdatum der Sterilität von zu richtenden Einmalmaterialien
- Sichtkontrollen der Container oder der Weichverpackung auf Unversehrtheit, Verfallsdatum, erfolgreiche Sterilisation
- Die Korrektheit und Vollständigkeit der bereitgestellten Medizinprodukte für den gewünschten Eingriff
- Kontrolle des OP-Saals auf hygienische Sauberkeit
- Vollständigkeit und Funktionsfähigkeit aller benötigten Geräte
- Letzte Rücksprache mit der springenden Kraft, um evtl. Unklarheiten und/oder Besonderheiten zu klären
- Evtl. Utensilien für mögliche Eingriffserweiterungen oder zusätzlich benötigte Materialien

ZUSATZINFORMATION

Zusatzmaterialien und solche zur evtl. Eingriffserweiterung sind getrennt zu richten bzw. idealerweise aus Gründen der Ökologie und Ökonomie für einen evtl. Gebrauch zugriffsnahe bereitzulegen und erst bei Bedarf zu öffnen.

3 Instrumentiertätigkeit/Instrumentenkunde

3.2 Kontrolle der Instrumente und Geräte

Beim Vorbereiten der Instrumente kommt der Kontrolle der Instrumente und Geräte eine besonders hohe Bedeutung zu, da die Funktionsfähigkeit essenziell für einen gelungenen Operationsverlauf ist.

Klären Sie, worauf Sie folgende Instrumententypen zu kontrollieren haben, indem Sie die Lücken der Beschreibungen mit den richtigen Wörtern füllen.

__________ sollten auf __________ und auf __________, wie z. B. eine abgenutzte __________ der Wolframkarbideinlage, kontrolliert werden, um einen sicheren Halt __________ zu gewährleisten.

__________ sollten auf __________ getestet werden.

Bei __________ ist speziell zu beachten, dass die __________ ineinander schließen und nicht seitlich versetzt sind, um __________ einen sicheren Halt __________ zu ermöglichen.

Alle __________ müssen auf __________ getestet werden, um zu vermeiden, dass __________ z. B. von __________ abrutschen können.

Branchen, einem Gefäß, des Gewebes, Klemmen, die Klemmen, Kreuzriffelung, Nadelhalter, der Nadeln, beim Operieren, Pinzetten, Scheren, Schnitthaltigkeit, Verschleißzeichen, sicheren Verschluss, sicheren Verschluss

3.2 Kontrolle der Instrumente und Geräte

Nadelhalter sollten auf **sicheren Verschluss** und auf **Verschleißzeichen**, wie z. B. eine abgenutzte **Kreuzriffelung** der Wolframkarbideinlage, kontrolliert werden, um einen sicheren Halt **der Nadeln** zu gewährleisten.
Scheren sollten auf **Schnitthaltigkeit** getestet werden.
Bei **Pinzetten** ist speziell zu beachten, dass die **Branchen** ineinander schließen und nicht seitlich versetzt sind, um **beim Operieren** einen sicheren Halt **des Gewebes** zu ermöglichen.
Alle **Klemmen** müssen auf **sicheren Verschluss** getestet werden, um zu vermeiden, dass **die Klemmen** z. B. von **einem Gefäß** abrutschen können.

3 Instrumentiertätigkeit/Instrumentenkunde

3.3 Kommunikation Instrumentierende/Springer

Zwischen Instrumentierenden und Springer sollte ein permanenter kommunikativer (verbal und nonverbal) Austausch erfolgen.

Erklären Sie, warum dieser permanente kommunikative Austausch so wichtig für die Instrumentiertätigkeit und auch das Springen ist.

3.3 Kommunikation Instrumentierende/Springer

Sowohl die instrumentierende als auch die springende Kraft kann dadurch sehr schnell auf Veränderungen, Komplikationen, mögliche Eingriffserweiterungen, die Abgabe von Präparaten oder auch notwendiges Nachreichen von Sterilgut reagieren. Hierbei kann es sich um eventuell benötigte Implantate, zusätzliches Nahtmaterial, Drainagen, Flüssigkeiten oder das Verbandmaterial am Ende der OP handeln.

MERKE

Diese schnelle Reaktionszeit kann gerade bei kritischen Eingriffen den Unterschied zwischen Erfolg und Misserfolg ausmachen.

3 Instrumentiertätigkeit/Instrumentenkunde

3.4 Umgang mit Präparaten und Implantaten

Anfallende Präparate, z. B. Histologie, Punktate, Abstriche oder Schnellschnitte, müssen in der Non-Touch-Technik von der Instrumentierenden versorgt werden.

Erläutern Sie den Begriff Non-Touch-Technik.

3.4 Umgang mit Präparaten und Implantaten

Non-Touch-Technik heißt, dass Präparate nicht mit den OP-Handschuhen direkt berührt und nicht ohne Unterlage/Schälchen auf dem OP-Tisch abgelegt werden dürfen.

3 Instrumentiertätigkeit/Instrumentenkunde

3.5 Sterilzonen

Die Einhaltung der Sterilzonen in einem OP ist Aufgabe aller an der OP beteiligten Berufsgruppen. Es muss unbedingt sichergestellt sein, dass eine Kontamination der sterilen Bereiche so gut wie möglich ausgeschlossen wird. Den Springern und den Instrumentierenden kommt hier eine besondere Bedeutung zu, da der Schutz, die Beobachtung, die Verantwortlichkeit und das daraus resultierende Verhalten und Handeln wichtige Beiträge für die Patientensicherheit sind.

Erläutern und begründen Sie, auf welche Personengruppen besondere Aufmerksamkeit in Sachen: „Wahren der Sterilzonen" zu richten ist.

3.5 Sterilzonen

Besondere Aufmerksamkeit ist auf Personengruppen zu richten, die sich zum ersten Mal im Operationsbereich befinden oder noch nicht so häufig aufgehalten haben:

- Hospitanten
- Gäste
- Medizinprodukteberater
- Blockpraktikanten
- Auszubildende zur/zum Pflegefachfrau/Pflegefachmann im OP-Praktikum
- Studierende und Ähnliche

Begründung: Da diese Personengruppen aufgrund fehlender Kenntnisse oder Erfahrungen häufig nicht abschätzen können, was als Sterilbereich zu betrachten ist, bedürfen sie deshalb auch einer **guten Anleitung und gezielter Beobachtung** durch die Instrumentierenden und die Springenden.

3 Instrumentiertätigkeit/Instrumentenkunde

3.6 Postoperative Versorgung von Instrumenten

Neben der permanenten Kontrolle auf Vollständigkeit, Vollzähligkeit und Funktionsfähigkeit ist die postoperative Versorgung benutzter und unbenutzter Instrumente eine weitere intra- und postoperative Aufgabe der Instrumentierenden.

Nennen Sie die allgemeinen Gebrauchs- und Versorgungsrichtlinien, die Sie bei der postoperativen Versorgung von Instrumenten zu beachten haben.

3.6 Postoperative Versorgung von Instrumenten

- Kenntnisse über die allgemeine und spezielle Entsorgung der Instrumente.
- Instrumente erst entsorgen und abgeben, wenn sichergestellt ist, dass sie nicht mehr benötigt werden.
- Auch beim Abgeben und Entsorgen der Instrumente müssen die Regeln im Umgang mit kontaminierten Gegenständen beachtet und befolgt werden.
- Scharfe Gegenstände wie Nadeln, Einmalskalpelle oder Skalpellklingen dürfen intraoperativ nur nach den Regeln der Unfallverhütungsvorschrift auf dem Instrumentiertisch benutzt, angereicht, entgegengenommen, abgelegt und postoperativ nur in entsprechende durchstichsichere Behälter entsorgt werden.
- Instrumente dürfen nur abgegeben werden, wenn sie von groben Verunreinigungen befreit und Hohlkörper nach Möglichkeit durchgespült wurden.
- Es müssen genügend mit der Siebnummer gekennzeichnete Abwurfsiebe vorhanden sein, in die die Instrumente nach Instrumentensieb sortiert und, sofern möglich, im Gelenk geöffnet abgelegt werden.
- Defekte oder auszusondernde Instrumente müssen gekennzeichnet sein.
- Es erfolgt eine geschlossene Entsorgung durch abteilungsspezifisch festgelegte Personen.

3 Instrumentiertätigkeit/Instrumentenkunde

3.7 Dokumentation

Unter anderem wird am Ende der OP durch die Dokumentation und den Abschluss der Dokumentation bestätigt, dass alle Operationsschritte unter Beachtung der hygienischen Grundlagen und Arbeitsweisen erfolgt sind und diese nicht verletzt wurden.

Nennen Sie die Punkte, die bei Abschluss einer akkuraten OP-Dokumentation bestätigt worden sein müssen.

3.7 Dokumentation

- Akkurater Umgang mit Sterilgut
- Einhaltung und Verteidigung der Sterilzonen
- Einhalten von Sicherheitsabständen
- Erkennen von Sterilitätsverlust und ggf. Einleiten adäquater Maßnahmen zur Bewahrung bzw. Wiederherstellung der Sterilität
- Sämtliche prä-, intra- und postoperativ durchgeführte Zählkontrollen im 4-Augen-Prinzip

3 Instrumentiertätigkeit/Instrumentenkunde

3.8 Gesetzliche Standards, Richtlinien und Empfehlungen

Bei all den Aufgaben der instrumentierenden und auch springenden Kraft sind immer alle gültigen gesetzlichen sowie durch Verbände erlassene Regeln und Richtlinien, die durch hauseigene Standards, Arbeitsanweisungen und Dienstanweisungen ergänzt und umgesetzt werden, zu befolgen. Dies sind wichtige Maßnahmen zum Schutze der Patienten und zum Eigenschutz aller im Operationsbereich tätigen Personen.

Erläutern Sie die Bedeutung bzw. Inhalte folgender wichtiger Gesetze, Regeln, Richtlinien und Verordnungen für die Tätigkeit im OP.

1. **Technische Regeln für Biologische Arbeitsstoffe (TRBA) 250**
2. **Strahlenschutzverordnung**
3. **Gefahrstoffverordnung**
4. **Aktionsbündnis Patientensicherheit e. V.**
5. **Kommission für Krankenhaushygiene und Infektionsprävention (KRINKO)**

3.8 Gesetzliche Standards, Richtlinien und Empfehlungen

1. **Technische Regeln für Biologische Arbeitsstoffe (TRBA) 250:** Regelt auf Grundlage wissenschaftlicher Erkenntnisse, des aktuellen Stands der Technik und aus der Arbeitsmedizin gewonnener Informationen Empfehlungen zum Umgang mit biologischen Arbeitsstoffen.
2. **Strahlenschutzverordnung:** Legt alle Maßnahmen und Kenntnisse fest, die Personen besitzen müssen, wenn sie mit der Anwendung von Röntgenstrahlung konfrontiert sind.
3. **Gefahrstoffverordnung:** Beschreibt z. B. den sach- und fachgerechten Umgang mit kanzerogenen, toxischen, ätzenden oder brennbaren Substanzen.
4. **Empfehlungen des Aktionsbündnisses Patientensicherheit e. V.:** Veröffentlicht Handlungsempfehlungen, die der Patienten- und auch der Personalsicherheit dienen. Besonders relevant ist für Instrumentierende und Springer zum einen die „Handlungsempfehlung zur Eingriffsverwechslung in der Chirurgie“ (dient der Vermeidung von Verwechslungen, daraus hat sich z. B. das Team-Time-Out entwickelt) und zum anderen die Handlungsempfehlung „Jeder Tupfer zählt – Vermeidung unbeabsichtigt belassener Fremdkörper im OP-Gebiet“, aus der sich die durchzuführenden Zählkontrollen etabliert haben.
5. **Empfehlungen der Kommission für Krankenhaushygiene und Infektionsprävention (KRINKO):** Diese werden beim Robert Koch-Institut (RKI) auch Empfehlungen zur Prävention postoperativer Wundinfektion genannt; dienen hauptsächlich dazu, bei allen Beteiligten im Operationsbereich mögliche Infektionsrisiken auf ein Minimum zu reduzieren.

3 Instrumentiertätigkeit/Instrumentenkunde

3.9 Materialien für medizinische/chirurgische Instrumente

Viele Instrumente werden in der heutigen Zeit aus hochentwickelten, nicht rostenden Stahlsorten, Edelmetallen und anderen Metalllegierungen hergestellt. Aber auch Kunststoffe, Sinterwerkstoffe, Keramik, Glas und nachwachsende Rohstoffe werden verwendet. Genauso vielfältig wie die verwendeten Materialien können auch die Oberflächen von Instrumenten sehr unterschiedlich und dem Einsatzzweck entsprechend bearbeitet sein. Es gibt hochglänzende oder matt polierte Oberflächen ebenso wie geschwärzte Instrumente.

Erklären Sie den Grund für vergoldete Instrumententeile und geschwärzte Instrumente.

3.9 Materialien für medizinische/chirurgische Instrumente

Vergoldete Instrumententeile sind eine internationale Kennzeichnung für Hartmetalleinlagen (z. B. Wolframkarbid) bei Nadelhaltern, Pinzetten oder Scheren.
Das Schwärzen von Instrumenten erfolgt u. a. deswegen, damit die Instrumente das Licht der Operationsleuchten nicht reflektieren und so ein Blenden der Operateure vermieden wird.

3 Instrumentiertätigkeit/Instrumentenkunde

3.10 Einteilung und Benennung von chirurgischen Instrumenten

Die Einteilung von Instrumenten kann auf sehr unterschiedliche Art und Weise erfolgen und ist leider z. T. selbst innerhalb der gleichen Abteilung nicht immer identisch. Mögliche und gebräuchliche Klassifizierungsmöglichkeiten sind:

- Verwendete Werkstoffe
- Internationale Eingruppierung
- Nach Risikogruppen
- Nach Personen, Funktionen, Eigenschaften, Verwendungszweck, Anwendungsbereich

Ordnen Sie folgende Instrumente den passenden Verwendungszwecken zu.

Gewebedurchtrennende/schneidende Instrumente:
Gewebefassende/haltende Instrumente:
Gewebeweghaltende Instrumente:
Gewebeschützende Instrumente:
Gewebetastende Instrumente:
Instrumente zur Blutstillung:
Instrumente zur Gewebevereinigung:
Instrumente zur Punktion und Biopsie:

Absaugsysteme, bezogene Haken, bipolare Pinzetten, Clipzangen, Dermatome, Drainagen, Gefäßklemmen, Gewebeschutz, Haken, Halstedt-Klemmen, Halterungssysteme, isolierte Pinzetten, Kanülen, Klemmen, Knochenhaltezangen, Knopfkanüle, Koagulatoren, Messer, Nahtklammergeräte, Nadelhalter, Nadeln, Overholt-Klemmen, Pinzetten, Scheren, Sehnenstripper, Stanzen, Tasthäkchen, Trokare, Tupferzangen, Wundsperrer

3 Instrumentiertätigkeit/Instrumentenkunde

3.11 Allgemeiner Aufbau medizinischer Instrumente

Ein Instrument wird so konstruiert, dass es für Anwender und Anwendung optimal gestaltet ist. Unabhängig von der Handgröße, muss das Instrument gut in der Hand liegen, ein optimales Gewicht haben und sich leicht führen lassen. Dem Zweck entsprechend kann es schneiden, halten, arretiert werden oder klemmen.

Füllen Sie die Lücken im Beschreibungstext zum Aufbau von medizinischen Instrumenten mit den richtigen Begriffen.

Das __________ (auch: __________), das das entsprechende Gewebe oder Material fasst und hält, bildet die Spitze des Instruments. Ein Instrument besteht aus einem, zwei oder mehreren Teilen. Mehrteilige Instrumente sind im sog. __________ durch Federn, Nieten oder durch Schrauben miteinander verbunden. Der Teil des Instruments zwischen Ring und Schlussteil wird als __________ bezeichnet. Die __________ bildet den hinteren Teil des Instruments, an denen es gehalten/gegriffen wird. Dieser Teil des Instruments wird häufig angeraut oder geriefelt, um den Fingern des Operateurs einen guten Halt zu bieten (häufig bei Pinzetten). Die __________ oder __________ ist die Vorrichtung, die es ermöglicht, ein Instrument zu schließen und den Schluss zu belassen. Diese Sperre hat unterschiedliche Raster, um härteren oder weicheren Druck ausüben zu können. Die Ringe, die die Finger des Chirurgen aufnehmen, können gleich groß oder unterschiedlich groß sein.

Arbeitsteil, Arretierung, Branche, Grifffläche, Maul, Schlussteil, Sperre

3.11 Allgemeiner Aufbau medizinischer Instrumente

Das **Arbeitsteil** (auch: **Maul**), das das entsprechende Gewebe oder Material fasst und hält, bildet die Spitze des Instruments. Ein Instrument besteht aus einem, zwei oder mehreren Teilen. Mehrteilige Instrumente sind im sog. **Schlussteil** durch Federn, Nieten oder durch Schrauben miteinander verbunden. Der Teil des Instruments zwischen Ring und Schlussteil wird als **Branche** bezeichnet. Die **Grifffläche** bildet den hinteren Teil des Instruments, an denen es gehalten/gegriffen wird. Dieser Teil des Instruments wird häufig angeraut oder geriefelt, um den Fingern des Operateurs einen guten Halt zu bieten (häufig bei Pinzetten). Die **Sperre** oder **Arretierung** ist die Vorrichtung, die es ermöglicht, ein Instrument zu schließen und den Schluss zu belassen. Diese Sperre hat unterschiedliche Raster, um härteren oder weicheren Druck ausüben zu können. Die Ringe, die die Finger des Chirurgen aufnehmen, können gleich groß oder unterschiedlich groß sein.

4 OTA in der Allgemein- und Viszeralchirurgie

4.1 Anatomie und Physiologie

Hauptaugenmerk der Allgemein- und Viszeralchirurgie ist der Verdauungstrakt oder auch Gastrointestinaltrakt des Menschen. Hierbei handelt es sich um ein lebenswichtiges Gebilde bestehend aus verschiedenen Organstrukturen, welche sich über den Oberkörper bis hin zum Steiß des Menschen erstrecken.

Nennen Sie die jeweilige(n) Hauptaufgabe(n) folgender Organstrukturen des menschlichen Gastrointestinaltrakts.

Ösophagus (Speiseröhre):
Gaster (Magen):
Duodenum (Zwölffingerdarm, Teil des Dünndarms):
Hepar (Leber):
Pankreas (Bauchspeicheldrüse):
Colon (Dickdarm):

4.1 Anatomie und Physiologie

Ösophagus: Transport von Nahrung in fester und flüssiger Form in den Magen. Die Muskelperistaltik ermöglicht die sichere Beförderung der Nahrung.
Gaster: Speicherung der Nahrung, Durchmischung des Speisebreis, Beginn der Eiweiß- und Fettverdauung und Produktion von Magensaft (= Magensäure) durch Magendrüsen.
Duodenum: Neutralisierung der Magensäure, Steuerung der Magenentleerung, Transport des Speisebreis sowie Resorption von Nährstoffen.
Hepar: Knotenpunkt für den Stoffwechsel im menschlichen Körper: Kohlenhydratstoffwechsel durch Bildung und Abbau von Glykogen, Neubildung von Glukose, Umwandlung in Galaktose und Fruktose, Entgiftung durch Um- und Abbau köpereigener und -fremder Stoffe (Biotransformation), Nährstoffspeicherung und -verwertung, Fettstoffwechsel durch Bildung von Gallensäuren, Bildung von Ketonkörpern, Ab- und Umbau von Fettsäuren, Eiweißstoffwechsel, Harnstoffbildung, Bildung von Plasmaeiweißen und andere Speicherfunktionen (Vitamin A, B12, E, D, K, Folsäure, Eisen/Kupfer).
Pankreas: Eine der wichtigsten Drüsen:

- Exokrine Funktion: Bildung von Pankreassekret, das den sauren Speisebrei im Dünndarm neutralisiert; Enzyme spalten Kohlenhydrate, Fette und Eiweiße.
- Endokrine Funktion: Hormonbildung, u. a. Insulin: senkt Glukose im Blut; Glukagon: steigert Glukose im Blut; Verdauungsfunktionen.

Colon: Rückresorption von Wasser und Elektrolyten zur Eindickung des Darminhalts, Schleimbeimengung (macht den Stuhl gleitfähiger) sowie Stuhlspeicherung und -ausscheidung.

4 OTA in der Allgemein- und Viszeralchirurgie

4.2 Krankheitsbilder und Therapie

Lisa Schmidt berichtet in der Sprechstunde von krampfartigen Bauchschmerzen und regelmäßigen Durchfällen. Sie hat sich bereits im Internet informiert und ist sich sicher, Morbus Crohn oder Colitis ulcerosa zu haben. Nun fürchtet sie sich davor, einen künstlichen Darmausgang zu bekommen.

Schildern Sie die Charakteristika der Krankheitsbilder Morbus Crohn und Colitis ulcerosa. Äußern Sie sich auch zu der Wahrscheinlichkeit eines Stomas.

Morbus Crohn	Colitis ulcerosa

Tab. 4.1a Entzündliche Darmerkrankungen

4.2 Krankheitsbilder und Therapie

Lösung

Morbus Crohn	Colitis ulcerosa
Chronische, rezidivierende Entzündung des gesamten Magen-Darm-Trakts Am häufigsten terminales Ileum und Kolon betroffen Entzündete Schleimhaut kann sich auch auf tiefere Schichten der Darmwand ausweiten (transmurale Entzündung) Ausbreitung verläuft abschnittsweise (segmental) und nicht gleichbleibend Lokale Rötung, Ulzerationen und Einblutungen in die Schleimhaut möglich Therapie: sowohl konservativ als auch operativ nicht kurativ Terminales Stoma ist eher unwahrscheinlich	Chronische Entzündung der Dickdarmschleimhaut, die ausschließlich die Mukosa und evtl. die Submukosa betrifft Verlauf schubweise; Phasen mit geringen Beschwerden wechseln sich mit kontinuierlichen, fortschreitenden ab Initial entzündlich veränderte, gerötete Schleimhaut, Abszessbildungen, Krypten- und Becherzellverlust, Schleimhautatrophie und eine Umwandlung des Epithels bis zu einer möglichen malignen Entartung möglich Therapie: durch eine OP prinzipiell kurativ therapierbar Terminales Ileostoma bei der OP ist möglich aber nicht die Regel

Tab. 4.1b Entzündliche Darmerkrankungen

4 OTA in der Allgemein- und Viszeralchirurgie

4.3 Geräte, Materialien, Instrumente

Lisa Schmidt berichtet in der Sprechstunde von krampfartigen Bauchschmerzen und regelmäßigen Durchfällen. Sie hat sich bereits im Internet informiert und ist sich sicher, Morbus Crohn oder Colitis ulcerosa zu haben. Nach eingängigen Untersuchungen wird die Entscheidung zur Darmresektion bei Frau Schmidt getroffen.
Der diensthabende Viszeralchirurg bittet darum, für den anstehenden Darmeingriff eine Dauerkatheteranlage bei der aufliegenden Patientin zu vollziehen.

Begründen Sie, warum sich die Anlage eines Dauerkatheters für einen Darmeingriff, ob Dünndarm oder Dickdarm, empfiehlt.

4.3 Geräte, Materialien, Instrumente

Die Anlage eines Dauerkatheters bei Darmeingriffen aller Art empfiehlt sich, da durch eine entleerte und kollabierte Blase die Sicht auf den Darm verbessert ist und damit die Präparation und Anastomosierung erleichtert wird.

4 OTA in der Allgemein- und Viszeralchirurgie

4.4 Geräte, Materialien, Instrumente

Lisa Schmidt berichtet in der Sprechstunde von krampfartigen Bauchschmerzen und regelmäßigen Durchfällen. Sie hat sich bereits im Internet informiert und ist sich sicher, Morbus Crohn oder Colitis ulcerosa zu haben. Nach eingängigen Untersuchungen wird die Entscheidung zur Darmresektion bei Frau Schmidt getroffen.
Eingriffe am Darm gehen in der Regel mit dem Unterbrechen und Wiederherstellen (Rekonstruieren) der sogenannten Nahrungspassage (Kontinuität des Magendarmtrakts) einher. Hierfür kennt die Viszeralchirurgie zwei verschiedene Techniken.

Nennen und beschreiben Sie die zwei gängigen Techniken zur Wiederherstellung der Nahrungspassage bei einer Darmoperation.

4.4 Geräte, Materialien, Instrumente

Die Nahrungspassage kann per Klammernahtgerät (Stapler) oder per Nahtmaterial (Handanastomose) wiederhergestellt werden.

Rekonstruktion per Klammernahtgerät: Je nach vorliegender Situation können mit einem linearen oder einem zirkulären Stapler die beiden Darmenden miteinander anastomosiert werden. Bei einem linearen Stapler vollzieht man in der Regel eine Seit-zu-Seit-Anastomose, während mit einem zirkulären Stapler eine End-zu-End- oder eine End-zu-Seit-Anastomose umsetzbar sind.

Rekonstruktion per Nahtmaterial: Die klassische Variante der Darmanastomose findet mit standardmäßigem Nahtmaterial statt. Hier können End-zu-End-, End-zu-Seit- oder Seit-zu-Seit-Anastomosen erfolgen. Darmenden werden in der Regel fortlaufend vernäht mit resorbierbarem, monofilem Nahtmaterial. *Darmenden können auch in Einzelknopftechnik vernäht werden. Hier kommt dann eher resorbierbares, polyfiles Nahtmaterial zum Einsatz.*

Praxistipp

In der Regel kommen am Dünndarm eher Nähte und am Dickdarm eher Stapler zum Einsatz.

4 OTA in der Allgemein- und Viszeralchirurgie

4.5 Patientenpositionierung

Lisa Schmidt berichtet in der Sprechstunde von krampfartigen Bauchschmerzen und regelmäßigen Durchfällen. Sie hat sich bereits im Internet informiert und ist sich sicher, Morbus Crohn oder Colitis ulcerosa zu haben. Die Patientin Lisa Schmidt soll aufgrund ihrer Diagnose Morbus Crohn eine Dünndarmresektion der stark befallenen Anteile bekommen. Hierzu muss sie von Ihnen als Springer passend positioniert werden.

Entscheiden Sie, welche Grafik die korrekte Saalanordnung mit Positionierung für den geplanten Eingriff zeigt und begründen Sie.

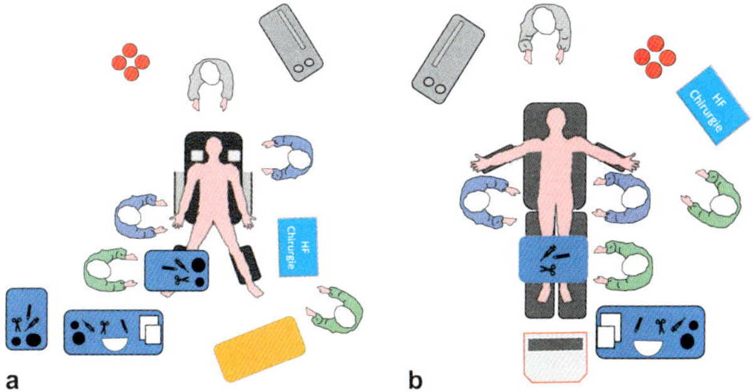

Abb. 4.1 Saalanordnungen der Darmchirurgie [P1293, P1294]

4.5 Patientenpositionierung

Die Saalanordnung b) zeigt die richtige Patientenpositionierung für diesen Eingriff. Bei einer Dünndarmresektion wird die Patientin für gewöhnlich in Rückenposition gebracht, mit beiden Armen abgespreizt. Eine Steinschnittposition ist hier nicht notwendig, da keine Reanastomosierung der Darmenden über anal erforderlich ist. *Die Position der Arme ermöglicht ein maximales Herantreten der Operateure an den Situs.*
Saalanordnung a) wäre für Dickdarmeingriffe ab Hemikolektomie links die richtige Wahl.

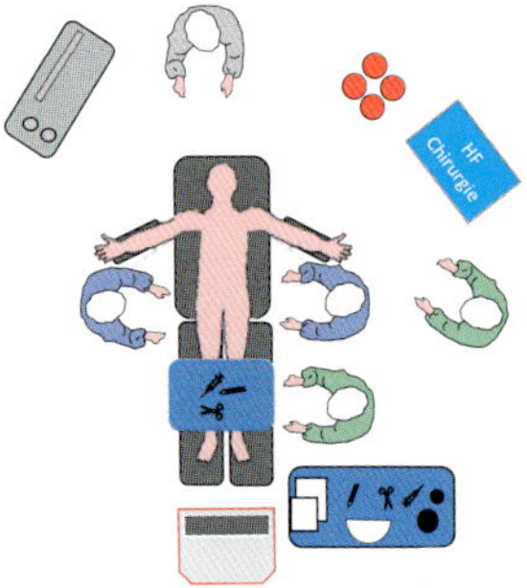

Abb. 4.1 Saalanordnungen der Darmchirurgie [P1293, P1294]

4 OTA in der Allgemein- und Viszeralchirurgie

4.6 Patientenabdeckung

Lisa Schmidt berichtet in der Sprechstunde von krampfartigen Bauchschmerzen und regelmäßigen Durchfällen. Sie hat sich bereits im Internet informiert und ist sich sicher, Morbus Crohn oder Colitis ulcerosa zu haben. Nach eingängigen Untersuchungen wird die Entscheidung zur Dünndarmresektion bei Frau Schmidt getroffen.
Nachdem die Patientin Lisa Schmidt für den bevorstehenden Eingriff korrekt positioniert und desinfiziert wurde, steht das Abdecken des OP-Gebiets an. Sie und Ihre instrumentierende Kraft haben eine klassische 4-Tuch-Abdeckung vorbereitet.

Erläutern Sie, welche Vorteile diese klassische Form der Abdeckung mit sich bringt.

4.6 Patientenabdeckung

Durch die klassische 4-Tuch-Abdeckung kann die Größe des zu operierenden Bereiches (Areal der Abdeckung) exakt festgelegt werden, sie ist damit sehr flexibel einsetzbar. Zusätzlich können kleine, i. d. R. 75 × 90 cm große, sterile Abdecktücher angebracht werden, um das OP-Feld bei größeren Eingriffen, z. B. bei einem 2-Höhen-Eingriff wie einer Ösophagusresektion mit Magenhochzug, zu variieren.

4 OTA in der Allgemein- und Viszeralchirurgie

4.7 OP-Verlauf

Lisa Schmidt berichtet in der Sprechstunde von krampfartigen Bauchschmerzen und regelmäßigen Durchfällen. Nach eingängigen Untersuchungen wird eine Dünndarmresektion durchgeführt. Die Präparation, Resektion und Anastomosierung der Darmanteile ist problemlos geglückt. Ihr Springer hat den OP-Verlauf zu Übungszwecken protokolliert.

Schauen Sie sich das Protokoll der Präparation an und stellen Sie drei Fehler fest.

- Hochschlagen des großen Netzes; Aufsuchen der Stenose; Festlegung des Resektionsausmaßes
- Das Dünndarmmesenterium zuerst darmnah skelettieren, dabei ist auf eine gute Durchblutung der Resektionsgrenzen zu achten (Diaphanoskopie), um eine sichere Ananatomosenheilung zu gewährleisten
- Mesenterium v-förmig skelettieren und Mesenterialgefäße zwischen Overholt-Klemmen oder Klemmchen durchtrennen und ligieren
- Unterlegung des zu resezierenden Darmabschnittes mit zwei feuchten Bauchtüchern
- Harte Darmklemmen jenseits der Resektionsgrenzen setzen; Resektion des Darmabschnitts mit Schere oder monopolarem Strom; Resektat wird an den Springer zur Histologie abgegeben
- Rekonstruktion (Wiederherstellung der Nahrungspassage); Annähern der beiden Darmenden und Anastomosierung (End-zu-End)
- Hinterwandnaht mit 5–0 Prolene®, zweireihig, zuerst seromuskulär, danach mukosa-submu-

- Vorderwandnaht mit 5–0 PDS®, zweireihig, zuerst seromuskulär, danach mukosa-submukosal, fortlaufend
- Verschluss des Mesoschlitzes mit resobierbarer Naht, fortlaufend

5 OTA in der Gynäkologie und Geburtshilfe

5.1 Anatomie und Physiologie

Um in der Frauenheilkunde und Geburtshilfe reibungslose Operationsabläufe gewährleisten zu können, ist es unabdingbar, sich mit den Besonderheiten in diesem Fachgebiet vertraut zu machen. Hierzu gehört allen voran ein profundes Wissen über die anatomischen Gegebenheiten.

Beschriften Sie die folgende Abbildung mit den Fachbegriffen der anatomischen Strukturen.

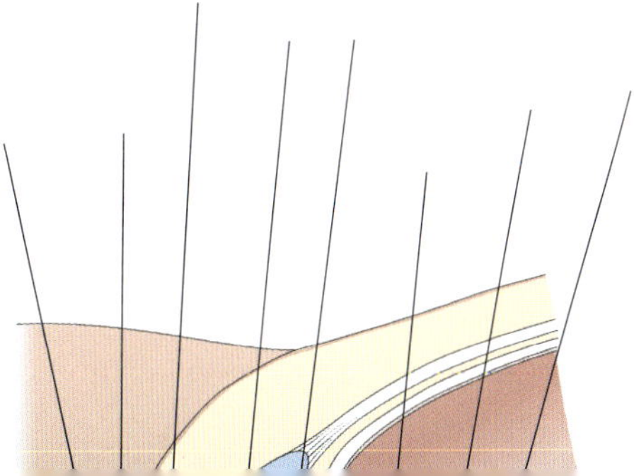

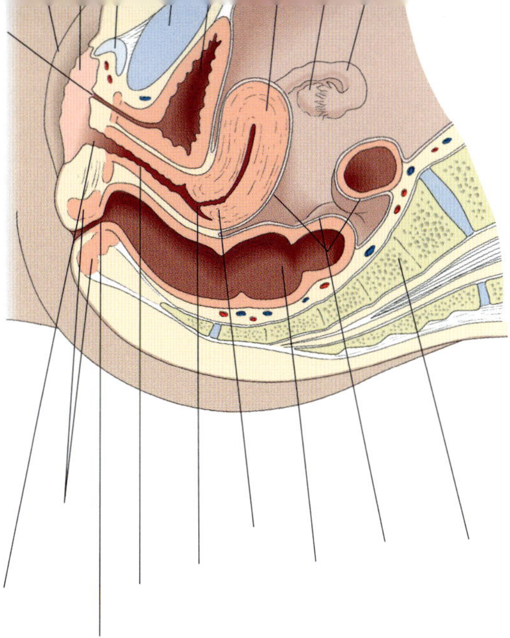

Abb. 5.1a Die weiblichen Geschlechtsorgane im Sagittalschnitt [L190]

5 OTA in der Gynäkologie und Geburtshilfe

5.2 Krankheitsbilder und Therapie

Corinna Schäfer freut sich über ihre Zwillingsschwangerschaft. Sie und ihr Mann Christian erwarten zwei gesunde Mädchen. Bei einer Routineuntersuchung stellt der diensthabende Gynäkologe einen massiven Anstieg des Blutdrucks fest. Nach weiteren Untersuchungen wird die Diagnose HELLP-Syndrom gestellt. Aufgrund der raschen Entwicklung wird die Indikation zur Sectio gestellt.

Erklären Sie das diagnostizierte Krankheitsbild HELLP-Syndrom und womit hier bei einer Sectio zu rechnen ist.

Pathogenese:

Klinik/Symptome:

Therapeutisch zu beachten:

5.2 Krankheitsbilder und Therapie

Pathogenese: Das HELLP-Syndrom wird zumeist als Sonderform der Präeklampsie betrachtet und ist durch die Trias von **Hämolyse** (Blutzerfall), **erhöhten Leberenzymen** und einer **Thrombozytopenie** gekennzeichnet. Die Entstehung einer Präeklampsie ist im letzten Detail nicht geklärt. Es scheint sich jedoch um eine **immunologische Interaktionsstörung** zwischen Mutter und Kind bzw. Schwangerschaftsgewebe zu handeln. In der Folge stellen sich **Durchblutungsprobleme des Mutterkuchens** und damit eine **Mangelversorgung mit möglicher Entwicklungsstörung des bzw. der Feten** ein.
Klinik/Symptome: Die Präeklampsie/das HELLP-Syndrom zeigt sich durch einen **erhöhten mütterlichen Blutdruck** und eine **erhöhte Eiweißausscheidung im Urin**. Im Rahmen der Blutdruckprobleme kann es zur Beeinflussung des zentralen Nervensystems kommen. Die Folge ist ein **akuter Krampfanfall** bei der werdenden Mutter.
Therapeutisch zu beachten: Bei einer aus Gründen des HELLP-Syndroms/der Präeklampsie durchgeführten Sectio sollte man sich eines **massiv erhöhten Blutungsrisikos** und der hohen Wahrscheinlichkeit einer **klinischen Gerinnungsstörung** bewusst sein.

5 OTA in der Gynäkologie und Geburtshilfe

5.3 Geräte, Materialien, Instrumente

Corinna Schäfer freut sich über ihre Zwillingsschwangerschaft. Sie und ihr Mann Christian erwarten zwei gesunde Mädchen. Bei einer Routineuntersuchung stellt der diensthabende Gynäkologe einen massiven Anstieg des Blutdrucks fest. Nach weiteren Untersuchungen wird die Diagnose HELLP-Syndrom gestellt. Aufgrund der raschen Entwicklung wird die Indikation zur Sectio gestellt.
Im OP: Ihre Kollegin erklärt Ihnen während der Vorbereitung des Instrumentiertisches, dass Sie nach der Entwicklung des Kindes unbedingt eine anatomische Klemme und eine grobe Präparierschere bereithalten sollen, da meist ein weiteres Stück der Nabelschnur abgeklemmt und dann abgetrennt wird.

Erklären Sie den Hintergrund dieses Vorgehens.

5.3 Geräte, Materialien, Instrumente

Das zusätzliche Sichern eines Stückes der Nabelschnur dient der Überprüfung der kindlichen Blutgase.

5 OTA in der Gynäkologie und Geburtshilfe

5.4 Geräte, Materialien, Instrumente

Corinna Schäfer freut sich über ihre Zwillingsschwangerschaft. Sie und ihr Mann Christian erwarten zwei gesunde Mädchen. Bei einer Routineuntersuchung stellt der diensthabende Gynäkologe einen massiven Anstieg des Blutdrucks fest. Nach weiteren Untersuchungen wird die Diagnose HELLP-Syndrom gestellt. Aufgrund der raschen Entwicklung wird die Indikation zur Sectio gestellt.
Noch bevor die Patientin Frau Schäfer den Operationssaal betritt, bereiten Sie die Instrumente auf dem Instrumentiertisch vor. Leider gab es etwas Unstimmigkeiten beim Packen für den Eingriff, weswegen Sie nun mehr Instrumente und Materialien als notwendig zur Auswahl haben.

Entscheiden Sie, welche der folgenden Instrumente und Materialien Sie nicht für eine Sectio caesarea benötigen.

- Fritsch-Haken, Seitenspekula, Roux-Haken, Saugkürette, Skalpell, Pinzetten, Scheren, Klemmen (z. B. Overholt, Wertheim, Kocher), Nadelhalter
- Nahtmaterial für Uterus, Nabelschnur, Faszie, Subkutangewebe, Haut
- Diathermie
- Großlumiger Sauger

5.4 Geräte, Materialien, Instrumente

Folgende Instrumente und Materialien sind nicht erforderlich für eine Sectio caesarea:

- Seitenspekula
- Saugkürette
- Nahtmaterial für die Nabelschnur

5 OTA in der Gynäkologie und Geburtshilfe

5.5 Patientenpositionierung

Corinna Schäfer freut sich über ihre Zwillingsschwangerschaft. Sie und ihr Mann Christian erwarten zwei gesunde Mädchen. Bei einer Routineuntersuchung stellt der diensthabende Gynäkologe einen massiven Anstieg des Blutdrucks fest. Nach weiteren Untersuchungen wird die Diagnose HELLP-Syndrom gestellt. Aufgrund der raschen Entwicklung wird die Indikation zur Sectio gestellt.
Im OP: Frau Schäfer ist bereit für die bevorstehende Sectio caesarea. Sie muss nun als nächstes entsprechend auf dem OP-Tisch positioniert werden.

Erklären Sie, worauf bei der Positionierung der Patientin immer zu achten ist, unabhängig von einer Positionierung in Steinschnitt- oder Rückenlage.

5.5 Patientenpositionierung

Patientinnen werden immer in eine leicht linksseitige Lage positioniert, damit Uterus samt enthaltenem Kind nicht zu sehr die untere Hohlvene komprimiert mit entsprechenden Folgen für den mütterlichen Kreislauf und die kindliche Versorgung (Vena-cava-Kompressionssyndrom).

VENA-CAVA-KOMPRESSIONSSYNDROM

Die Kompression der unteren Hohlvene (Vena cava inferior) führt bei der Schwangeren zu Blutdruckabfällen und evtl. Bewusstseinsverlust. Durch die mütterlichen Probleme kann auch eine akute Durchblutungsstörung des Plazentagefäßbettes des Kindes auftreten, woraus eine Mangelversorgung resultiert, die sich bedrohlich auswirken kann.

5 OTA in der Gynäkologie und Geburtshilfe

5.6 OP-Verlauf

Corinna Schäfer freut sich über ihre Zwillingsschwangerschaft. Sie und ihr Mann Christian erwarten zwei gesunde Mädchen. Bei einer Routineuntersuchung stellt der diensthabende Gynäkologe einen massiven Anstieg des Blutdrucks fest. Nach weiteren Untersuchungen wird die Diagnose HELLP-Syndrom gestellt. Aufgrund der raschen Entwicklung wird die Indikation zur Sectio gestellt.

Bei der Sectio caesarea ist sowohl als elektiver Eingriff als auch als Notfall-OP die Zeit ein relevanter Faktor und es bedarf daher einer gewissen Grundkenntnis des OP-Verlaufs.

Sie haben sich im Vorfeld die wichtigsten OP-Schritte noch einmal aufgeschrieben, um sie besser zu verinnerlichen. Leider ist die Reihenfolge in einem Abschnitt durcheinandergeraten.

Bringen Sie die beschriebenen OP-Schritte in die korrekte Reihenfolge von 1–10.

- ☐ Querer Bauchschnitt suprasymphysär an Schamgrenze
- ☐ Eröffnen Peritoneum
- ☐ Schichtweises, queres Eröffnen von Unterhaut (überwiegend scharf-stumpf) und Faszie bzw. dem vorderen Blatt der Rektusscheide
- ☐ Kleine quere Eröffnung (Uterotomie) im Bereich des isthmozervikalen Übergangs; zuvor insbesondere bei voroperierten Patientinnen Verifikation Blasenlage bzw. Abpräparieren der Blase
- ☐ Digitales Erweitern der Uterotomie nach lateral
- ☐ Assistent und Operateur gehen mit Händen ein und erweitern den Zugang zum Bauchraum durch Zug nach lateral

☐ Eingehen mit Hand, Hervorluxieren des führenden Teils und Schienen dieses Teils
☐ Abklemmen der Nabelschnur und Übergabe des Kindes an bereitstehende Hebamme
☐ Durch Assistent Druck auf Uterusfundus über die Bauchdecke zur Entwicklung des Kindes
☐ Bergen der Plazenta/Eihautanteile nach Gabe von Kontraktionsmitteln

6 OTA in der Urologie

6.1 Anatomie und Physiologie

Das Fach Urologie befasst sich mit der Vorbeugung, Erkennung, Behandlung, Rehabilitation und Nachsorge von Erkrankungen, Verletzungen und Fehlbildungen der Harnorgane und der männlichen Geschlechtsorgane sowie Störungen der Sexual- und Fortpflanzungsfunktion des Mannes. Für die Mitarbeit an urologischen OPs sind fundierte Kenntnisse um die Anatomie und Physiologie dieser Organe unerlässlich.

Nennen Sie die natürlichen Engstellen des Ureters und erklären Sie, warum die Kenntnis dieser für die Urologie von Relevanz ist.

6.1 Anatomie und Physiologie

Der Ureter oder Harnleiter besitzt drei Engstellen:

1. Übergang vom Nierenbecken zum Harnleiter (Ureterabgang)
2. Überkreuzung mit den Beckengefäßen (Gefäßkreuzung)
3. Einmündung in die Harnblase (intramuraler Harnleiter)
4. Das Wissen um diese Engstellen ist für die Urologie von Relevanz, da sie für abgehende Harnleitersteine ein Hindernis darstellen und so den Steinabgang verhindern können.

6 OTA in der Urologie

6.2 Krankheitsbilder und Therapie

Herr Ersan Aydin hat wegen Blut in seinem Urin den Urologen aufgesucht. Dieser stellt nach weiteren Untersuchungen die Diagnose Nierenbeckenkarzinom und rät Herrn Aydin zu einer zeitnahen Nephroureterektomie.

Nennen Sie weitere Symptome eines Nierenbeckenkarzinoms und erklären Sie, warum eine Entfernung von Niere und Harnleiter hier die Therapie der Wahl ist.

6.2 Krankheitsbilder und Therapie

Das Leitsymptom aller Urothelkarzinome ist die schmerzlose Makrohämaturie (sichtbares Blut im Urin). Gelegentlich fallen Nierenbeckenkarzinome auch durch Nierenkoliken, hervorgerufen durch abgehende Blutkoagel oder selten auch durch Harnabflussstörungen, auf.
In der Regel werden beim Krankheitsbild Nierenbeckenkarzinom sowohl die betroffene Niere als auch der dazugehörige Ureter entfernt, da es sich bei dieser Erkrankung eigentlich immer um ein Urothelkarzinom handelt und Urothel u. a. sowohl das Nierenbecken als auch den Ureter auskleidet. Eine großzügige Resektion steigert die Chance, im Gesunden zu resezieren. Erfolgt das nicht, steigert dies das Risiko, dass der Tumor in den Ureter wächst bzw. sich hier ein Rezidiv bildet.

MERKE

Auch wenn der Tumor noch lokal begrenzt auf das Nierenbecken scheint, so birgt das Belassen des Ureters unnötige Risiken. Bleibt Tumorgewebe im Ureter zurück oder bildet sich dort ein Rezidivtumor, so wird dieser „neue" Tumor höchstwahrscheinlich erst zu spät entdeckt werden, da ein belassener Ureter nach Tumor-Nephrektomie keinen Urin mehr fördert und somit das Leitsymptom der Makrohämaturie ausbleibt.

6 OTA in der Urologie

6.3 Geräte, Materialien, Instrumente

Herr Ersan Aydin hat wegen Blut in seinem Urin den Urologen aufgesucht. Dieser stellt nach weiteren Untersuchungen die Diagnose Nierenbeckenkarzinom und rät Herrn Aydin zu einer zeitnahen Nephroureterektomie.
Während der Aufklärung zur Operation wird auch über den Zugang gesprochen. Der Urologe erklärt Herrn Aydin, dass regelhaft zwei Zugänge vonnöten sind. Ein lumbaler Schnitt, um die Niere zu entfernen, und ein hockeyschlägerförmiger Unterbauchschnitt, um den Harnleiter zu entfernen. Herr Aydin äußert, dass er Bedenken wegen der vielen Narben hat, woraufhin der Urologe ihm die Alternative, nur über eine Inzision plus transurethralen Zugang zu resezieren, vorstellt.

Erklären Sie, welche Materialien Sie für eine Nephroureterektomie über eine Inzision plus transurethralen Zugang zusätzlich zum Standardinstrumentarium vorbereiten müssten.

6.3 Geräte, Materialien, Instrumente

Bei einer Nephroureterektomie über nur eine Inzision wird der Ureter über ein sogenanntes Ureterstripping entfernt. Hierfür benötigt man zusätzlich zum Standardinstrumentarium:

- Einen Ureterenkatheter
- Ein Resektoskop mit Häkchensonde

MERKE

Das hier zur Anwendung kommende Resektoskop entspricht dem einer TUR der Blase bzw. Prostata.

6 OTA in der Urologie

6.4 Geräte, Materialien, Instrumente

Herr Ersan Aydin hat wegen Blut in seinem Urin den Urologen aufgesucht. Dieser stellt nach weiteren Untersuchungen die Diagnose Nierenbeckenkarzinom und rät Herrn Aydin zu einer zeitnahen Nephroureterektomie.
Heute steht die geplante Nephroureterektomie von Herrn Aydin an. Sie wollen diesen Eingriff instrumentieren. Neben den Standardinstrumentarien der Urologie sollten bei tumorchirurgischen Nierenoperationen noch weitere Instrumente und Materialien rasch zur Verfügung gehalten werden.

Nennen Sie diese Zusatzinstrumente und -materialien und begründen Sie deren Notwendigkeit.

6.4 Geräte, Materialien, Instrumente

Bei tumorchirurgischen Nierenoperationen sollte ein Gefäßsieb und entsprechendes monofiles, nicht resorbierbares Nahtmaterial für evtl. Gefäßnähte rasch verfügbar sein, da die Niere durch die Arteria und Vena renalis sehr gut durchblutet wird.

6 OTA in der Urologie

6.5 Patientenpositionierung

Herr Ersan Aydin hat wegen Blut in seinem Urin den Urologen aufgesucht. Dieser stellt nach weiteren Untersuchungen die Diagnose Nierenbeckenkarzinom und rät Herrn Aydin zu einer zeitnahen Nephroureterektomie.
Herr Aydin hat sich für das Verfahren mit einer Inzision und transurethralem Zugang entschieden. Dies bedeutet, dass er intraoperativ in eine Steinschnittposition gebracht werden muss.

Erläutern Sie, worauf bei einer korrekten Steinschnittposition im Bereich Beine und Gesäß zu achten ist.

6.5 Patientenpositionierung

- Die Positionierung verursacht grundsätzlich erhebliche respiratorische und zirkulatorische Veränderungen, die Beweglichkeit des Zwerchfells wird eingeschränkt.
- Durch das Hochlagern der Beine wird eine Autotransfusion von bis zu 600 ml Blut mit einer Zunahme des intrathorakalen Blutvolumens bewirkt. Vorsicht bei Patienten mit Herzinsuffizienz!
- Die Position ist für die Nervenversorgung und Durchblutung problematisch – eine Schädigung des N. ischiadicus und ein Kompartmentsyndrom werden nicht selten beschrieben; wichtig ist eine vorsichtige und an die Beweglichkeit des Patienten angepasste Beugung im Hüftgelenk.
- Eine Schädigung des N. peroneus erfolgt durch Kompression zwischen Halterung und Fibulaköpfchen; möglichst große Auflagefläche und Polsterung (Gelkissen) verwenden.
- Starke Flexion im Hüftgelenk kann zu venöser Abflussbehinderung, Stase und schließlich Thrombose führen.
- Bei einem Winkel > 90° kommt es zur arteriellen Gefäßkompression bis hin zum Verschluss der Leistengefäße.
- Eine Beinhalterung kann im Bereich der Kniekehle und Wade zu einer Kompression führen. Vorsicht bei Patienten mit peripherer arterieller Gefäßerkrankung!
- Bei angelegten Armen sind Hände und Finger verletzungsgefährdet, wenn Beinschienen intraoperativ verstellt bzw. nach der OP zurückverlagert werden.

6 OTA in der Urologie

6.6 Patientenabdeckung

Herr Ersan Aydin hat wegen Blut in seinem Urin den Urologen aufgesucht. Dieser stellt nach weiteren Untersuchungen die Diagnose Nierenbeckenkarzinom und rät Herrn Aydin zu einer zeitnahen Nephroureterektomie. Herr Aydin hat sich für das Verfahren mit einer Inzision und transurethralem Zugang entschieden.
Für den Teil des transurethralen Zugangs bei Herrn Aydin wünscht der Operateur die Verwendung einer TUR-Abdeckung.

Beschreiben Sie kurz, worum es sich bei einer solchen Abdeckung handelt.

6.6 Patientenabdeckung

Bei der TUR-Abdeckung handelt es sich um ein Abdecksystem für Patienten in Steinschnittlage mit integrierter Beinabdeckung, Öffnung im Genitalbereich und integriertem Auffangbeutel für Flüssigkeiten mit Ablaufschlauch.

6 OTA in der Urologie

6.7 OP-Verlauf

Herr Ersan Aydin hat wegen Blut in seinem Urin den Urologen aufgesucht. Dieser stellt nach weiteren Untersuchungen die Diagnose Nierenbeckenkarzinom und rät Herrn Aydin zu einer zeitnahen Nephroureterektomie.
Herr Aydin hat sich für das Verfahren mit einer Inzision und transurethralem Zugang entschieden. Eine gute Vorbereitung von Seiten der OTA auf die Instrumentation eines solchen Eingriffs kann entscheidend für den positiven Verlauf der Operation sein. Der Eingriff beginnt bekanntermaßen mit der Nephrektomie.

Ergänzen Sie die Lücken der folgenden Verlaufsbeschreibung.

- Darstellung der Nierengefäße (beim __________ zunächst Darstellung von Aorta bzw. Vena cava, beim __________ muss zuerst die Fettkapsel mobilisiert werden).
- Ligatur oder Clipping der __________, ggf. nach Anzügeln der __________.
- Dann Durchtrennung der __________ und Ligatur (__________ zur Niere hin, __________ und zusätzliche __________ nach zentral).
- Ggf. aus der __________ abgehende Lumbalgefäße und Gefäße zur __________ separat ligieren und durchtrennen.
- Durchtrennung der __________, __________ nach zentral (in Richtung Aorta).
- Aufsuchen des __________, Präparation nach distal, Durchtrennung zwischen Overholt-Klemmen und Ligatur.
- Weitere Präparation der __________ und ggf. der __________ und Bergung des Präparats

- Zählkontrolle, ggf. Einlage einer Robinson-Drainage und schichtweiser Wundverschluss.

doppelte Ligatur, Durchstichligatur, einfache Ligatur, einfache Ligatur, Harnleiters, lumbalen Zugang, Nebenniere, Nebenniere, Niere, Nierenarterie(n), Nierenarterie(n), Nierenvene, Nierenvene, Nierenvene, transperitonealen Zugang

7 OTA in der Orthopädie und Traumatologie

7.1 Anatomie und Physiologie

Das Skelettsystem ist das knöcherne Gerüst des Körpers und sehr stabil. Im weiteren Sinne bezeichnet es den gesamten passiven Bewegungsapparat mit Knochen, Bändern, Gelenken und Gelenkkapseln. Dieser wird durch die Skelettmuskulatur, den aktiven Teil, ergänzt und in Bewegung gebracht. Das menschliche Skelett besteht aus 206 Knochen und macht 10 % des Körpergewichts aus. Die Kenntnis um den generellen Aufbau eines menschlichen Knochens unterstützt das Verständnis der täglichen Arbeit mit Knochenbrüchen und Verschleißerscheinungen an Knochen und Gelenken.

Beschriften Sie die folgende Abbildung mit den korrekten Fachbegriffen.

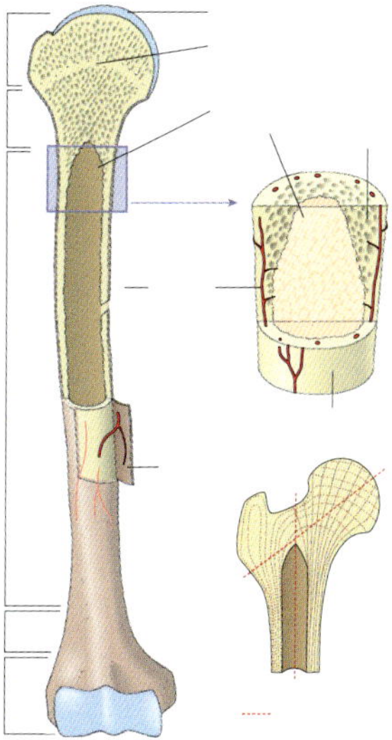

Abb. 7.1a Aufbau eines Knochens [L190]

7.1 Anatomie und Physiologie

Lösung

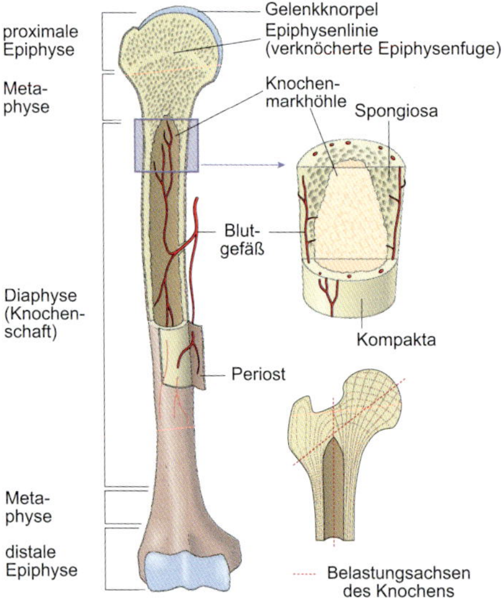

Abb. 7.1b Aufbau eines Knochens [L190]

7 OTA in der Orthopädie und Traumatologie

7.2 Krankheitsbilder und Therapie

Sebastian Kubijek war mit seinen Freunden nachts unterwegs. Sie haben viel getrunken und auf dem Heimweg rutschte er vom Bordstein ab und zog sich dabei eine Verletzung am Knöchel zu. Der Rettungsdienst brachte ihn umgehend in die Notaufnahme. Nach eingehender Diagnostik steht der Befund Sprunggelenksfraktur nach Weber B fest. Sebastian soll am nächsten Morgen nach einer „Ausnüchterungsphase“ operiert werden.

Erläutern Sie die Klassifikationen der Sprunggelenksfrakturen.

7.2 Krankheitsbilder und Therapie

Weber A: Fraktur unterhalb der Syndesmose bei intakter Syndesmose
Weber B: Fraktur in Höhe der Syndesmose, bei intakter oder auch verletzter Syndesmose
Weber C: Fraktur oberhalb der Syndesmose mit Syndesmosenverletzung
Maisonneuve-Fraktur: hohe Weber C-Fraktur mit Läsion der Membrana interossea und Ruptur der vorderen Syndesmose

7 OTA in der Orthopädie und Traumatologie

7.3 Krankheitsbilder und Therapie

Sebastian Kubijek war mit seinen Freunden nachts unterwegs. Sie haben viel getrunken und auf dem Heimweg rutschte er vom Bordstein ab und zog sich dabei eine Verletzung am Knöchel zu. Der Rettungsdienst brachte ihn umgehend in die Notaufnahme. Nach eingehender Diagnostik steht der Befund Sprunggelenksfraktur nach Weber B fest. Sebastian soll am nächsten Morgen nach einer „Ausnüchterungsphase" operiert werden.
Eine Fraktur ist eine vollständige Unterbrechung der Knochenkontinuität unter Bildung von zwei oder mehreren Fragmenten mit oder ohne Dislokation. Für eine ungestörte Frakturheilung sind drei Bedingungen erforderlich: enger Kontakt der Knochenfragmente, Ruhigstellung und eine ausreichende Durchblutung der Fragmente. Für die bevorstehende Frakturbehandlung von Sebastian Kubijek stehen dem Operateur zwei verschiedene Verfahren der Frakturspaltkompression zur Verfügung.

Beschreiben Sie die Prinzipien der statischen und der dynamischen Frakturspaltkompression und nennen Sie zu jeder ein Beispiel für die Behandlung der Weber-B-Fraktur.
Statische Frakturspaltkompression:
Dynamische Frakturspaltkompression:

7.3 Krankheitsbilder und Therapie

Statische Frakturspaltkompression: Bei der statischen Kompression wird die Fraktur reponiert und so fixiert, dass die beiden Fragmente am Frakturspalt unbeweglich und fest (statisch) aufeinandersitzen. Die Druckkräfte wirken hierbei dauernd in gleicher Höhe, unabhängig davon, ob sich die betroffene Person bewegt oder ruhig verhält. Der von den verwendeten Osteosynthesematerialien auf den Frakturspalt ausgeübte Druck soll sich dabei möglichst gleichmäßig auf die ganze Bruchfläche verteilen. **Beispiel für die Weber-B-Frakturbehandlung:** Plattenosteosynthese per Drittelrohrplatte oder winkelstabiler Platte; Zugschraube.

Dynamische Frakturspaltkompression: Nach der Reposition wird die Fraktur so fixiert, dass durch kontrollierte Bewegungsbelastung der betroffenen Extremität die auftretenden Kräfte zu einer zusätzlichen Erhöhung der Druckkräfte im Frakturspalt führen. Eine frühzeitige Mobilisation (Wiederaufnahme der regelhaften Benutzung der betroffenen Extremität) ist hierbei wichtiger Bestandteil der postoperativen Therapie. **Beispiel für die Weber-B-Frakturbehandlung:** Plattenosteosynthese per DC- oder LC-DC-Platte; Zuggurtungsosteosynthese.

7 OTA in der Orthopädie und Traumatologie

7.4 Geräte, Materialien, Instrumente

Sebastian Kubijek war mit seinen Freunden nachts unterwegs. Sie haben viel getrunken und auf dem Heimweg rutschte er vom Bordstein ab und zog sich dabei eine Verletzung am Knöchel zu. Der Rettungsdienst brachte ihn umgehend in die Notaufnahme. Nach eingehender Diagnostik steht der Befund Sprunggelenksfraktur nach Weber B fest. Sebastian soll am nächsten Morgen nach einer „Ausnüchterungsphase" operiert werden.
Der Operateur entscheidet sich bei Herrn Kubijek für eine Frakturbehandlung per Plattenosteosynthese.

Nennen Sie die grundlegenden Aufgaben einer Plattenosteosynthese und erläutern Sie die Konzepte folgender Plattensysteme.

Aufgaben:
Rohrplatte:
DC-Platte:
LC-DC-Platte:
LC-Platte:
Rekonstruktionsplatte:

7.4 Geräte, Materialien, Instrumente

Aufgabe: Eine Plattenosteosynthese soll die Fraktur **komprimieren**, **neutralisieren** und **abstützen**.

Rohrplatte: Gebogene Platte, die ⅓ oder ½ eines Rohrumfangs entspricht. Sie liegt dem Knochen direkt an und bildet durch Verschraubung eine statische Frakturspaltkompression aus.

DC-Platte: („Dynamic Compression Plate") sind Platten, die zur dynamischen Kompression einer Fraktur eingesetzt werden.

LC-DC-Platte: (Limited Contact Dynamic Compression Plate) sind dynamische Kompressionsplatten mit eingeschränktem Knochenkontakt, die sich besser anformen lassen. Durch die verringerte Auflagefläche sind eine Verbesserung der Durchblutung des Periosts und damit auch der Kortikalis gewährleistet.

LC-Platte: (Locking Compression Plate) sind winkelstabile Platten und zeichnen sich dadurch aus, dass der Schraubenkopf fest in der Platte verankert wird.

Rekonstruktionsplatte: erlauben Verbiegungen und Verwindungen in zwei Richtungen, um die Platte besser an die anatomischen Gegebenheiten bzw. die Fraktursituation anzupassen.

7 OTA in der Orthopädie und Traumatologie

7.5 Geräte, Materialien, Instrumente

Sebastian Kubijek war mit seinen Freunden nachts unterwegs. Sie haben viel getrunken und auf dem Heimweg rutschte er vom Bordstein ab und zog sich dabei eine Verletzung am Knöchel zu. Der Rettungsdienst brachte ihn umgehend in die Notaufnahme. Nach eingehender Diagnostik steht der Befund Sprunggelenksfraktur nach Weber B fest. Sebastian soll am nächsten Morgen nach einer „Ausnüchterungsphase" operiert werden. Der Operateur entscheidet sich bei Herrn Kubijek für eine Frakturbehandlung per Plattenosteosynthese.
Zu einer jeden Plattenosteosynthese gehört logischerweise auch immer die Verwendung von Schrauben, um die Platte am Knochen zu fixieren. Bei der OP von Herrn Kubijek kommen daher auch verschiedene Schrauben zum Einsatz.

Erklären Sie den Unterschied zwischen Spongiosa- und Kortikalisschrauben und überlegen Sie, welche Fragmentart der Schrauben bei Herrn Kubijeks Eingriff angebracht ist.

7.5 Geräte, Materialien, Instrumente

Spongiosaschrauben gibt es mit durchgehendem Vollgewinde mit langem Gewinde und mit kurzem Halbgewinde. Das Gewinde der Spongiosaschraube ist gröber und sorgt für besseren Sitz im nicht so kompakten Spongiosagewebe.
Kortikalisschrauben sind Schrauben mit einem durchgehenden, feinen engen Gewinde und häufig selbstschneidend. Sie sind so konzipiert, um in der festeren Substantia compacta (Kompakta) des Knochens zu halten.
Die zu wählende Fragmentart für die Frakturbehandlung bei Herrn Kubijek wäre das **Kleinfragment**. Für Spongiosaschrauben entspricht dies einem Durchmesser von 4,0 mm und für Kortikalisschrauben einem Durchmesser von 3,5 mm.

7 OTA in der Orthopädie und Traumatologie

7.6 Patientenpositionierung

Sebastian Kubijek war mit seinen Freunden nachts unterwegs. Sie haben viel getrunken und auf dem Heimweg rutschte er vom Bordstein ab und zog sich dabei eine Verletzung am Knöchel zu. Der Rettungsdienst brachte ihn umgehend in die Notaufnahme. Nach eingehender Diagnostik steht der Befund Sprunggelenksfraktur nach Weber B fest. Sebastian soll am nächsten Morgen nach einer „Ausnüchterungsphase" operiert werden.
Im OP: Sebastian Kubjek wird narkotisiert in den OP-Saal gefahren. Der Patient wird standardmäßig in einer Rückenposition operiert.

Überlegen Sie, an welchen Stellen Herr Kubjek hierbei besonders dekubitusgefährdet ist.

7.6 Patientenpositionierung

Die größten Gefahrenstellen für Dekubitus bei einer Rückenposition sind:

- Hinterkopf
- Knochenfortsätze der Schulterblätter
- Ellenbogen
- Steiß
- Gesäß
- Fersen

7 OTA in der Orthopädie und Traumatologie

7.7 Patientenabdeckung

Sebastian Kubijek war mit seinen Freunden nachts unterwegs. Sie haben viel getrunken und auf dem Heimweg rutschte er vom Bordstein ab und zog sich dabei eine Verletzung am Knöchel zu. Der Rettungsdienst brachte ihn umgehend in die Notaufnahme. Nach eingehender Diagnostik steht der Befund Sprunggelenksfraktur nach Weber B fest. Sebastian soll am nächsten Morgen nach einer „Ausnüchterungsphase" operiert werden.
Im OP: Nach der Positionierung wird das OP-Gebiet vom Assistenzchirurgen desinfiziert. Herr Kubijek wird vom Kniegelenk bis hin zu den Zehenspitzen zirkulär mit Hautdesinfektionsmittel abgewaschen.

Überlegen Sie, welche Form der OP-Abdeckung hier die richtige Wahl ist.

7.7 Patientenabdeckung

Das Abdecksystem der Wahl für diesen Eingriff wäre die **Lochtuchabdeckung**. Sie besteht aus einem Abdecktuch mit Lochausschnitt in der Mitte. Das Material des Lochausschnitts ist elastisch, gut abgedichtet, undurchlässig für Feuchtigkeit und Keime und abriebfest. Die Extremität ist dadurch während der Operation im Operationsgebiet frei beweglich.

Praxistipp

Da sich die Fraktur sehr nahe am Fuß befindet, sollten die Zehen gründlich mitdesinfiziert werden und anschließend mit einem Klebestreifen (Tape) oder einem chirurgischen Handschuh abgedeckt werden, um das OP-Gebiet nicht zu infiltrieren.

7 OTA in der Orthopädie und Traumatologie

7.8 OP-Verlauf

Sebastian Kubijek war mit seinen Freunden nachts unterwegs. Sie haben viel getrunken und auf dem Heimweg rutschte er vom Bordstein ab und zog sich dabei eine Verletzung am Knöchel zu. Der Rettungsdienst brachte ihn umgehend in die Notaufnahme. Nach eingehender Diagnostik steht der Befund Sprunggelenksfraktur nach Weber B fest. Sebastian soll am nächsten Morgen nach einer „Ausnüchterungsphase" operiert werden.
Der Operateur hat sich hier primär für die Osteosynthese per winkelstabiler Platte entschieden und will zusätzlich auf Grund der Fragmentsituation eine Zugschraube einbringen.

Ergänzen Sie die folgenden OP-Schritte um die Anlage einer separaten Zugschraubenostheosynthese.

Rekonstruktion:

- Syndesmosenstümpfe adaptierend an-/ineinanderlegen und durch eine locker geknüpfte U-Naht sichern
- Fraktur reponieren und mit einer Repositionszange stabilisieren
- Einbringen einer Kortikaliszugschraube
  - …
- Winkelstabile, anatomisch vorgeformte Platte anlegen
- Platte an der Fibula anmodellieren und mit 3,5 mm-Kortikalisschrauben fixieren
- Röntgenkontrolle

7.8 OP-Verlauf

Rekonstruktion:

- Syndesmosenstümpfe adaptierend an-/ineinanderlegen und durch eine locker geknüpfte U-Naht sichern
- Fraktur reponieren und mit einer Repositionszange stabilisieren
- Einbringen einer Kortikaliszugschraube
  - **Bohren eines 3,5 mm Gleitlochs in das erste (vordere) Fragment im 90° Winkel zum Frakturspalt**
  - **Einbringen einer Steckbohrhülse 2,5 mm in das Gleitloch**
  - **Bohren eines 2,5 mm Gewindelochs über die Steckbohrhülse in das zweite (hintere) Fragment bis in die Gegenkortikalis**
  - **Entfernen der Steckbohrhülse und messen der gesamten Lochlänge mit der Messlehre**
  - **Einbringen einer 3,5 mm Kortikalisschraube in passender Länge bis beide Fragmente eng aneinander liegen**
- Winkelstabile, anatomisch vorgeformte Platte anlegen
- Platte an der Fibula anmodellieren und mit 3,5 mm-Kortikalisschrauben fixieren
- Röntgenkontrolle

8 OTA in der Handchirurgie

8.1 Anatomie und Physiologie

Die menschliche Hand (lat. Manus) ist das wichtigste Instrument, um sämtliche Tätigkeiten im Leben auszuführen. Sie ist in ihrer Funktion sehr komplex. Bei Verletzungen und Erkrankungen ist der Gebrauch der Hand stark eingeschränkt und stellt den Menschen dann vor große Herausforderungen. Die Hand besteht aus vielen, sich untereinander unterstützenden Bindegewebsstrukturen, Gefäßen, Nerven, Sehnen, Bändern, Muskeln und Knochen.

Erklären Sie, welche Strukturen durch das Retinaculum flexorum laufen.

8.1 Anatomie und Physiologie

Es handelt sich um folgende Strukturen:

- N. medianus
- Äste des N. ulnaris (durch die GUYON-Loge)
- Sehne des M. flexor pollicis longus
- Sehnen des M. flexor digitorum superficialis

8 OTA in der Handchirurgie

8.2 Krankheitsbilder und Therapie

Oksana Hammerschmidt ist eine begnadete Pianistin. Doch seit einiger Zeit plagen sie nach längerem Spiel Taubheitsgefühle und Schmerzen in der rechten Hand, welche bis in den Oberarm ausstrahlen. Der zuständige Handchirurg diagnostiziert ein Karpaltunnelsyndrom und rät Frau Hammerschmidt zu einer Operation.

Erklären Sie die Ursache eines Karpaltunnelsyndroms und nennen Sie weitere Symptome, die zu diesem Krankheitsbild gehören. Welche Operation empfiehlt der Handchirurg Frau Hammerschmidt?

8.2 Krankheitsbilder und Therapie

Die **Ursache** eines Karpaltunnelsyndroms ist eine Einengung des N. medianus im vom Retinaculum flexorum gebildeten Karpaltunnel. Diese Einengung entsteht durch ein Anschwellen des Retinaculums aufgrund von Verletzungen, Überbeanspruchungen oder Entzündungen.
Weitere Symptome sind „nächtliches Einschlafen“ der Finger und Schmerzen bei bestimmten Greiftechniken.
Bei der **empfohlenen OP** handelt es sich um eine **Spaltung des Karpaltunnels** bzw. des Retinaculum flexorum.

8 OTA in der Handchirurgie

8.3 Geräte, Materialien, Instrumente

Die Feingliedrigkeit der Hand ist Voraussetzung für Beweglichkeit und Präzision. Allerdings ist damit aber eine große Verletzlichkeit der Sehnen, Nerven, Blutgefäße, der relativ dünnen Knochen und des wenig schützenden Muskel- und Fettgewebes verbunden. Daher ist eine unbedingte Übersicht über das OP-Gebiet ein absolutes Muss für handchirurgische Eingriffe. Dies erreicht man mit der Anlage einer Blutleere.

Beschreiben Sie die Anlage einer Blutleere für die geplante Operation der Karpaltunnelspaltung.

8.3 Geräte, Materialien, Instrumente

- Unterpolsterung des Arms mit synthetischer Watte
- Anbringen der Druckmanschette
- Sichern gegen Aufspringen mit Binde oder Klebestreifen
- Sorgfältiges Verlegen des Druckschlauchs und Sicherung gegen Abknicken
- Ggf. wasserdichtes Abkleben z. B. mit OpSite-Folie
- Anheben des Arms und Auswickeln von distal nach proximal mit einer Gummibinde (Esmarch-Binde)
- Aktivieren der Druckmanschette am Arm auf ca. 70–100 mmHg über dem systolischen Druck liegen, d. h. 250–300 mmHg.

8 OTA in der Handchirurgie

8.4 Patientenpositionierung

Oksana Hammerschmidt ist eine begnadete Pianistin. Doch seit einiger Zeit plagen sie nach längerem Spiel Taubheitsgefühle und Schmerzen in der rechten Hand, welche bis in den Oberarm ausstrahlen. Der zuständige Handchirurg diagnostiziert ein Karpaltunnelsyndrom und rät Frau Hammerschmidt zu einer Operation.
Bei handchirurgischen Eingriffen liegt die Patientin grundsätzlich auf dem Rücken und der zu operierende Arm wird auf einer an den OP-Tisch montierten Platte, dem sogenannten Armtisch, positioniert. So auch bei Oksana Hammerschmidt.

Erläutern Sie, warum die Verwendung eines Armtisches von Vorteil für handchirurgische Eingriffe ist.

8.4 Patientenpositionierung

Der Armtisch ist breiter und stabiler als ein herkömmlicher Armausleger und bietet damit die Möglichkeit, den zu operierenden Arm intraoperativ nach Belieben umzupositionieren und Instrumente (z. B. Haken oder Sperrer) einzubringen, ohne Gefahr zu laufen, dass diese vom Tisch fallen. Außerdem bietet der Armtisch die Möglichkeit der zeitweisen Ablage von Instrumenten und/oder Materialien. Aus der Verwendung eines solchen Armtischs resultiert zumeist, dass handchirurgische Eingriffe im Sitzen stattfinden. Dies unterstützt das Arbeiten im Sitzen und damit das Konzept des rückenschonenden Arbeitens.

8 OTA in der Handchirurgie

8.5 Patientenabdeckung

Oksana Hammerschmidt ist eine begnadete Pianistin. Doch seit einiger Zeit plagen sie nach längerem Spiel Taubheitsgefühle und Schmerzen in der rechten Hand, welche bis in den Oberarm ausstrahlen. Der zuständige Handchirurg diagnostiziert ein Karpaltunnelsyndrom und rät Frau Hammerschmidt zu einer Operation.
Im OP: Nach erfolgter Desinfektion des OP-Gebiets muss dieses adäquat abgedeckt werden. Die wache Frau Hammerschmidt schaut etwas verunsichert, als Sie mit dem Operateur das Abdecken beginnen wollen.

Erläutern Sie, welches Abdecksystem in der Regel in der Handchirurgie zum Einsatz kommt, und überlegen Sie auch, welche Besonderheit bei einer regelhaften Karpaltunnelspaltung zu beachten ist.

8.5 Patientenabdeckung

In der Regel kommen sog. **Extremitätentücher** zum Einsatz. Anders als 4-Tuch-Abdeckungen beinhalten diese ein Abdecktuch mit einem u-förmigen Ausschnitt oder einem Loch in passender Größe für den Arm. Diese Abdeckung kann auch aus einem 1-Tuch-Konzept bestehen: Ein großes Tuch ist so geformt und gefaltet, dass es nach dem Einführen des Arms in die entsprechende Extremitätenöffnung so ausgefaltet werden kann, dass es sowohl den Armtisch als auch den gesamten Patientenkörper bedeckt. Dabei ist gewährleistet, dass z. B. eine extra flüssigkeitsaufnehmende Lage Platz auf dem Armtisch findet und an allen drei Zugängen des Armtischs genügend Abdecktuch herunterhängt, um die Sterilität zu wahren. Die Öffnung für die Extremität wird so angebracht, dass die Abdeckung als sichere Barriere zwischen OP-Feld und unsterilem Bereich funktioniert. Dies schützt das OP-Feld vor Keimen und den Patientenkörper davor, mit Verunreinigungen und/oder Flüssigkeiten in Kontakt zu kommen.
Die **Besonderheit** bei einem regelhaften Eingriff am Karpaltunnel ist, dass Patienten wach sind bzw. in Lokalanästhesie operiert werden. Wichtig ist, das Vorgehen zu erklären, um Unsicherheiten zu nehmen. Patienten können aber auch beim Abdecken mithelfen, indem sie z. B. den Arm selbsttätig bei Desinfektion und Platzieren der Tücher anheben. Andererseits muss darauf geachtet werden, dass nicht mit unbedachten Bewegungen Patient oder Materialien unsteril werden.

8 OTA in der Handchirurgie

8.6 OP-Verlauf

Oksana Hammerschmidt ist eine begnadete Pianistin. Doch seit einiger Zeit plagen sie nach längerem Spiel Taubheitsgefühle und Schmerzen in der rechten Hand, welche bis in den Oberarm ausstrahlen. Der zuständige Handchirurg diagnostiziert ein Karpaltunnelsyndrom und rät Frau Hammerschmidt zu einer Operation.
Im OP: Frau Hammerschmidt liegt nun auf dem Operationstisch. Der Operateur verabreicht das Lokalanästhetikum, während des Abwartens der Einwirkzeit vollziehen sie gemeinsam das Team-Time-Out, um dann mit der Operation zu beginnen.

Beschreiben Sie in kurzen Sätzen den Ablauf der geplanten Operation.

8.6 OP-Verlauf

- Anlage der Blutleere.
- Hautschnitt ca. 3 cm in Höhe des Handgelenks.
- Mithilfe von Langenbeck-Haken wird die Palmaraponeurose dargestellt. Sehnen werden bei dem Eingriff nicht durchtrennt.
- In leichter Beugestellung wird das Retinaculum flexorum manus (straffes Bindegewebeband) nun mit einer frischen sauberen 15er Messerklinge entlang des ulnaren Randes gespalten.
- Zur intraoperativen Funktionskontrolle wird der radiale Teil des Bandes mithilfe eines Sehnenhakens kontrolliert.
- Aufheben der Blutleere und Kontrolle auf Bluttrockenheit.
- Zählkontrolle aller Verbandstoffe und Nahtmaterialien.
- Es erfolgt ein Wundverschluss mit einem nicht resorbierbaren Hautfaden.
- Handverband mit Watte und elastischer Binde.

Die Patientin wird anschließend aufgefordert, die Hand zu einer Faust zu schließen, damit eine optische Kontrolle der Beweglichkeit erfolgen kann.

9 OTA in der Gefäßchirurgie

9.1 Anatomie und Physiologie

Im menschlichen Organismus werden drei Arten von Gefäßen unterschieden:

- Arterien (Schlagadern),
- Venen (Blutadern) und
- Lymphgefäße.

Um in der Gefäßchirurgie adäquat mitwirken zu können und die Sinnhaftigkeit und Notwendigkeit der hier stattfinden Eingriffe zu verstehen, ist es notwendig, sich in der Anatomie und Physiologie des menschlichen Gefäßsystems auszukennen.

Beschriften Sie die folgende Abbildung mit den korrekten Fachbegriffen und erläutern Sie den physiologischen Unterschied zwischen Arterien und Venen.

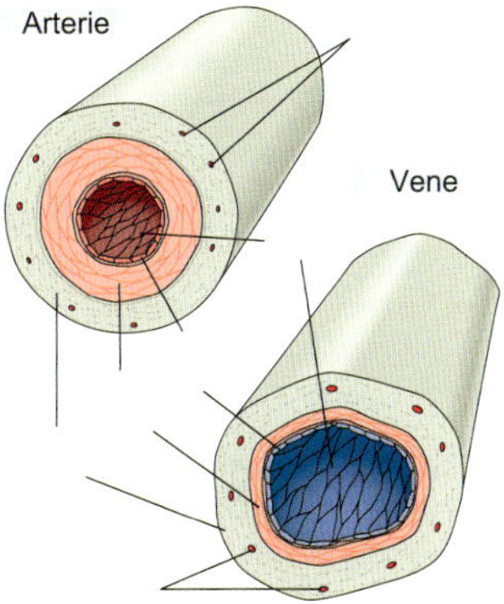

Abb. 9.1a Arterien und Venen [L190]

9.1 Anatomie und Physiologie

Lösung

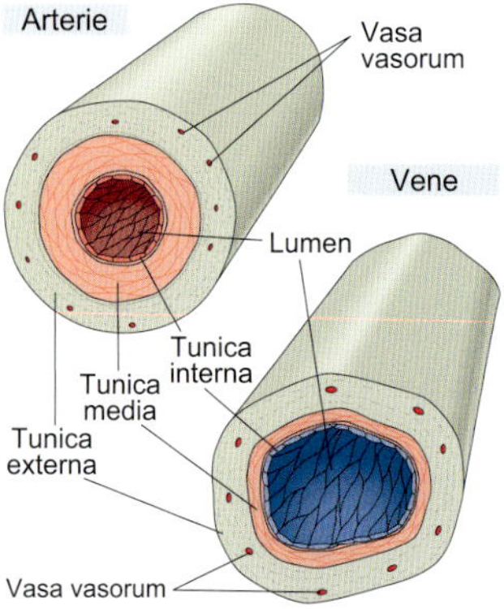

Abb. 9.1b Arterien und Venen [L190]

Trotz grundsätzlicher Ähnlichkeit im Wandaufbau (Intima, Media, Adventitia) zeigen die Gefäße abhängig von ihrer Größe und ihrer Funktion zum Teil erhebliche strukturelle Unterschiede in den einzelnen Schichten. Aufgrund des hohen intravasalen Drucks besitzen Arterien eine kräftig ausgebildete Media mit dicht angeordneten glatten Muskelzellen. Dies verleiht den arteriellen Gefäßen eine hohe Stabilität und lässt die Arterien dickwandig erscheinen. Venen dagegen – als Vertreter des Niederdrucksystems – sind dünnwandiger und durch einen höheren Gehalt an bindegewebigen Elementen (kollagene und elastische Fasern) gekennzeichnet, was eine stärkere Dehnungsfähigkeit bedingt. In den Extremitäten sind die Venen mit „Venenklappen" ausgestattet, welche bei suffizientem Klappenschluss im Sinne eines „Ventils" den Rückfluss des Blutes in die Peripherie verhindern und einen gerichteten Blutstrom zum Herzen gewährleisten. Daneben wird der venöse Rückstrom zum Herzen durch die Muskelpumpe, die Sogwirkung des Herzens sowie die Übertragung der arteriellen Pulswelle auf die benachbarten Venen gefördert.

9 OTA in der Gefäßchirurgie

9.2 Krankheitsbilder und Therapie

Herbert Leinbecker ist Rentner und lebt mit seiner Frau glücklich in ihrer 3-Zimmer-Wohnung. Sie erfreuen sich vor allem an gemeinsamen Spaziergängen an der frischen Luft und Zeit mit ihren Enkeln. Seit einiger Zeit bereiten die Spaziergänge Herrn Leinbecker jedoch eher Qualen als Freude. Die Strecken, die er und seine Frau zurücklegten, mussten zusehends durch immer mehr Pausen unterbrochen werden, da Herr Leinbecker vor Schmerzen nicht mehr laufen konnte. Mittlerweile ist es sogar so weit, dass er im Bett das rechte Bein heraushängen lassen muss, um Schmerzerleichterung zu verspüren. Aufgrund seines Leidens hat seine Frau entschieden, er solle einen Arzt aufsuchen. Dieser diagnostizierte bei Herrn Leinbecker nach eingängigen Untersuchungen eine periphere arterielle Verschlusskrankheit (pAVK).

Entscheiden Sie, in welchem Stadium nach Fontaine sich Herr Leinbecker befindet, und begründen Sie Ihre Entscheidung.

9.2 Krankheitsbilder und Therapie

Die Stadien nach Fontaine lauten:
- Stadium I: asymptomatisch
- Stadium II: belastungsabhängige Beschwerden
- Stadium IIa: Beschwerden beim Gehen > 200 m
- Stadium IIb: Beschwerden beim Gehen < 200 m
- Stadium III: Ruheschmerzen
- Stadium IV: trophische Störungen: Ulkus, Gangrän, Nekrosen

Die Stadien III und IV werden als „kritische Extremitätenischämie" zusammengefasst.
Herr Leinbecker befindet sich ausgehend von seinen geschilderten Symptomen bereits in Stadium III, da er über Ruheschmerz klagt, welcher klassisch durch Heraushängenlassen des Beins aus dem Bett „behandelt" wird.

9 OTA in der Gefäßchirurgie

9.3 Geräte, Materialien, Instrumente

Herbert Leinbecker ist Rentner und lebt mit seiner Frau glücklich in ihrer 3-Zimmer-Wohnung. Sie erfreuen sich vor allem an gemeinsamen Spaziergängen an der frischen Luft und Zeit mit ihren Enkeln. Seit einiger Zeit bereiten die Spaziergänge Herrn Leinbecker jedoch eher Qualen als Freude. Die Strecken, die er und seine Frau zurücklegten, mussten zusehends durch immer mehr Pausen unterbrochen werden, da Herr Leinbecker vor Schmerzen nicht mehr laufen konnte. Mittlerweile ist es sogar so weit, dass er im Bett das rechte Bein heraushängen lassen muss, um Schmerzerleichterung zu verspüren. Aufgrund seines Leidens hat seine Frau entschieden, er solle einen Arzt aufsuchen.

Bei Herrn Leinbecker wurde eine chronische periphere arterielle Verschlusskrankheit (pAVK) des rechten Beines diagnostiziert, welche aufgrund der Progredienz der Erkrankung umgehend operativ behandelt werden soll. In diesem Sinne soll Herr Leinbecker einen femoro-poplitealen Bypass bekommen.

Erklären Sie, welche Möglichkeiten des Bypass-Grafts grundsätzlich bestehen und welche Besonderheiten jeweils zu berücksichtigen sind.

9.3 Geräte, Materialien, Instrumente

Wenn immer möglich sollte bei infrainguinalen Rekonstruktionen als Bypassmaterial die in guter Qualität und ausreichender Länge vorhandene **V. saphena magna** verwendet werden, insb. bei kniegelenksüberschreitenden Eingriffen. Neben dem Vorteil der Infektresistenz, da es sich um körpereigenes Material handelt, liegen hierfür die besten Langzeitergebnisse hinsichtlich Bypass-Offenheit vor. Alternativ zur V. saphena magna können weitere körpereigene Venen wie die V. saphena parva, die tiefe **V. femoralis** superficialis oder die Armvenen **(V. cephalica/V. basilica**) als Bypass genutzt werden.
Bei Verwendung körpereigener Venen müssen die physiologisch angelegten Venenklappen berücksichtigt werden. Häufig wird die Vene in **Reversed-Technik** implantiert, d. h., nach Entnahme und Ligatur sämtlicher Seitenäste wird die Vene in umgekehrter Flussrichtung geführt. Alternativ kann ein Venenbypass „non-reversed“ oder **„in-situ“** angelegt werden. Hier bedarf es allerdings der Zerstörung/Entfernung der Venenklappen unter Zuhilfenahme eines speziellen Instruments (sog. Valvulotom).
Bei insuffizienter (variköse Degeneration, schmales Kaliber) bzw. aufgebrauchten Venen (Z. n. Venen-Stripping, Z. n. ACVB) kann auf kommerziell erhältliche alloplastische **Kunststoffprothesen aus Dacron (Polyester)** oder **PTFE (Teflon)** unterschiedlicher Durchmesser und Längen zurückgegriffen werden. Für gelenküberschreitende Eingriffe stehen ring-/spiralverstärkte Prothesen zur Verfügung.

9 OTA in der Gefäßchirurgie

9.4 Geräte, Materialien, Instrumente

Bei Ihrem Patienten Herrn Leinbecker wurde eine chronische periphere arterielle Verschlusskrankheit (pAVK) des rechten Beines diagnostiziert, welche aufgrund der Progredienz der Erkrankung umgehend operativ behandelt werden soll. In diesem Sinne soll Herr Leinbecker einen femoro-poplitealen Bypass bekommen.
Unter bestimmten Umständen und abhängig vom Krankheitsbild stellt die Thrombendarteriektomie mit Profunda-Patch-Erweiterungsplastik bei pAVK in der unteren Extremität eine Alternative zum gewählten Verfahren des Bypasses dar.

Erklären Sie, welche Materialien für eine Patch-Erweiterungsplastik zum Einsatz kommen können und was dieser Patch bewirken soll.

9.4 Geräte, Materialien, Instrumente

Bei einem Patch handelt es sich grundsätzlich um einen Flicken, der in diesem Fall auf die A. femoralis profunda nach ihrer Inzision und TEA aufgenäht wird. Als Material wird heutzutage häufig xenogenes Material (bovines Perikard) verwendet. Alternativ stehen Kunststoff (Dacron, PTFE) oder autologes Gewebe (Vene, desobliterierte Arterie) zur Verfügung.
Die Patch-Plastik bewirkt eine Lumenvergrößerung des behandelten Gefäßabschnittes, was eine nahtbedingte Stenose/Lumenreduktion verhindert sowie eine Durchflussverbesserung zur Folge hat und damit das Risiko erneuter Stenosen senkt.

9 OTA in der Gefäßchirurgie

9.5 Patientenpositionierung

Bei Ihrem Patienten Herrn Leinbecker wurde eine chronische periphere arterielle Verschlusskrankheit (pAVK) des rechten Beines diagnostiziert, welche aufgrund der Progredienz der Erkrankung umgehend operativ behandelt werden soll. In diesem Sinne soll Herr Leinbecker einen femoro-poplitealen Bypass bekommen.
Im OP: Herr Leinbecker befindet sich nun in Narkose und wird in Ihren Saal gefahren, um adäquat positioniert zu werden. Im OP-Standard für diesen Eingriff heißt es, dass das ipsilaterale Bein freibeweglich gelagert werden soll.

Erläutern Sie, was unter dem Begriff „freibeweglich" zu verstehen ist.

9.5 Patientenpositionierung

Freibeweglich bedeutet in diesem Zusammenhang, dass das Bein intraoperativ durch den Operateur in möglichst alle Richtung bewegbar sein sollte. Dies erreicht man, indem man zum einen eine zirkuläre Abdeckung wählt, idealerweise ein Schlitztuch, welches möglichst hüftgelenksnahe geklebt wird. Dadurch können alle Gelenke des Beins angesprochen werden und das Bein nach Belieben und Notwendigkeit im Rahmen seiner physiologischen Möglichkeiten bewegt und abgewinkelt werden. Zum anderen bedeutet dies i. d. R. den Verzicht auf zusätzliche Polster unter dem betroffenen Bein. Da dieses immer wieder bewegt wird, sind Positionierungsschäden wie Dekubitalulzera eher unwahrscheinlich, außerdem können Fersenkissen und Knierollen die ideale Einstellung des OP-Gebiets beeinträchtigen.

9 OTA in der Gefäßchirurgie

9.6 Patientenabdeckung

Bei Ihrem Patienten Herrn Leinbecker wurde eine chronische periphere arterielle Verschlusskrankheit (pAVK) des rechten Beines diagnostiziert, welche aufgrund der Progredienz der Erkrankung umgehend operativ behandelt werden soll. In diesem Sinne soll Herr Leinbecker einen femoro-poplitealen Bypass bekommen.
Im OP: Herr Leinbecker ist nun korrekt positioniert und soll nun für die bevorstehende Operation desinfiziert und steril abgedeckt werden.

Überlegen Sie, worauf hierbei besonders achtzugeben ist.

9.6 Patientenabdeckung

Beim Desinfizieren und Abdecken für solch einen Eingriff muss Folgendes beachtet werden:

- Es kommt ein Schlitztuch neben der 4-Tuch-Abdeckung zum Einsatz.
- Der Schambereich muss adäquat abgedeckt sein: *Idealerweise mit einem Bauchtuch und einem Klebetuch.*
- Die betroffene Extremität muss freibeweglich gehalten werden: *Das Schlitztuch sollte so hüftgelenksnah wie möglich geklebt werden.*
- Für den Fall der Anlage eines Bypasses per Vene sollte das kontralaterale Bein ebenfalls desinfiziert und entsprechend abgedeckt werden, für den Fall, dass die Vene im ipsilateralen Bein nicht reicht.

9 OTA in der Gefäßchirurgie

9.7 OP-Verlauf

Bei Ihrem Patienten Herrn Leinbecker wurde eine chronische periphere arterielle Verschlusskrankheit (pAVK) des rechten Beines diagnostiziert, welche aufgrund der Progredienz der Erkrankung umgehend operativ behandelt werden soll. In diesem Sinne soll Herr Leinbecker einen femoro-poplitealen Bypass bekommen.
Im OP: Die Operation von Herrn Leinbecker ist im vollen Gange. Sie folgen aufmerksam dem OP-Verlauf. An zwei Stellen fragt Sie eine anwesende neue Kollegin nach dem Warum. Bereitwillig beantworten Sie ihre Fragen.

Erklären Sie, warum folgende OP-Schritte so stattfinden.

...
Schritt 7: Orthotope und torsionsfreie Tunnelierung des Bypass-Grafts
...
Schritt 10: Flushen und Heparin-Kochsalz-Spülung vor Komplettierung der Anastomose

9.7 OP-Verlauf

Schritt 7: Orthotope und torsionsfreie Tunnelierung des Bypass-Grafts:
Orthotop bedeutet, der Bypass wird von oben nach unten, meist subkutan, durch das zu operierende Bein geführt. Die Richtung ist dabei nicht entscheidend, auch ein retrogrades Durchführen ist möglich. Entscheidender ist die **Torsionsfreiheit**. Hierauf ist zwingend zu achten, da ein Verdrehen des Bypasses seine Funktionalität einschränkt und damit eine erneute Durchblutungsstörung der unteren Extremität hervorruft.
Schritt 10: Flushen und Heparin-Kochsalz-Spülung vor Komplettierung der Anastomose:
Bei einem gefäßchirurgischen Eingriff, egal welcher Art, muss das Gefäß vor der Fertigstellung der Anastomose immer gespült werden (**Flushen**). Dies geschieht, indem das zu operierende Gefäß am distalen Ende kurz geöffnet wird, um Blut in die Öffnung einströmen zu lassen, sodass möglichst sämtliche Luft und Koagel aus dem System gespült werden. Direkt im Anschluss wird **Heparin-Kochsalz-Lösung** zur Koagulationsprävention in das Gefäß appliziert.

10 OTA in der Herz- und Thoraxchirurgie

10.1 Anatomie und Physiologie

Als Motor des Lebens befördert das Herz in Ruhe mit 60–100 Schlägen/Min. Blut durch den menschlichen Körper. Hierbei bedient es gleich zweier Blutkreisläufe. Den kleineren Lungenkreislauf, in welchem der Gasaustausch von Kohlendioxid in Sauerstoff stattfindet, und den größeren Körperkreislauf, in dem Sauerstoff über das Blut in jede Körperzelle und Kohlendioxid von den Zellen über das Herz in Richtung Lungenkreislauf transportiert wird.

Beschreiben Sie den Weg des Blutes durch das Herz, in dem Sie die folgenden Strukturen in die richtige Reihenfolge (1–12) bringen. Beginnen Sie mit den Blutgefäßen, die zum Herzen fließen.

Ventriculus sinister			Valva mitralis
Valva aortae			Valva tricuspidalis
Atrium sinistrum			Ventriculus dexter
Vena cava inferior und superior			Aorta
Valva pulmonalis			Arteria pulmonalis
Atrium dextrum			Venae pulmonales

Tab. 10.1a Der Weg des Blutes durch das menschliche Herz

10.1 Anatomie und Physiologie

Lösung

Ventriculus sinister	10	9	Valva mitralis
Valva aortae	11	3	Valva tricuspidalis
Atrium sinistrum	8	4	Ventriculus dexter
Vena cava inferior und superior	1	12	Aorta
Valva pulmonalis	5	6	Arteria pulmonalis
Atrium dextrum	2	7	Venae pulmonales

Tab. 10.1b Der Weg des Blutes durch das menschliche Herz

10 OTA in der Herz- und Thoraxchirurgie

10.2 Krankheitsbilder und Therapie

Herr Enno Hagen wurde aufgrund starker Brustschmerzen notfallmäßig in Ihr Krankenhaus eingewiesen. Die Schmerzen waren plötzlich aufgetreten, als der Patient nach Genuss eines reichhaltigen Abendessens kurz das Haus verließ, um Zigaretten zu holen. Er schleppte sich angsterfüllt auf die nächste Bank und Passanten riefen glücklicherweise den Notarzt.

Solche Brustschmerzen, auch Angina Pectoris genannt, werden von der Canadian Cardiovascular Society in vier Schweregrade unterteilt. Benennen Sie diese und ordnen Sie Herrn Hagen seinen vermutlichen Schweregrad zu.

Schweregrad	Belastungstoleranz
CCS 1	
CCS 2	
CCS 3	
CCS 4	

Tab. 10.2a Einteilung der Schweregrade der Angina Pectoris nach der Canadian Cardiovascular Society

10.2 Krankheitsbilder und Therapie

Lösung

Schweregrad	Belastungstoleranz
CCS 1	Keine Angina Pectoris bei Alltagsbelastung (Laufen, Treppensteigen), jedoch bei plötzlicher o. längerer physischer Belastung
CCS 2	Angina Pectoris bei stärkerer Anstrengung (schnelles Laufen, Bergaufgehen, Treppensteigen nach dem Essen, bei Kälte, Wind o. psychischer Belastung)
CCS 3	Angina Pectoris bei leichter körperlicher Belastung (normales Gehen, Ankleiden)
CCS 4	Ruhebeschwerden o. Beschwerden bei geringster körperlicher Belastung

Tab. 10.2b Einteilung der Schweregrade der Angina Pectoris nach der Canadian Cardiovascular Society

Bei Herrn Hagen liegt, ausgehend von der beschriebenen Situation, ein Schweregrad von CCS 3 vor, da er die Angina Pectoris bei einer als leichte körperliche Belastung zu bezeichnender Tätigkeit bekommen hat.

10 OTA in der Herz- und Thoraxchirurgie

10.3 Geräte, Materialien, Instrumente

Herr Enno Hagen wurde aufgrund starker Brustschmerzen notfallmäßig in Ihr Krankenhaus eingewiesen. Die Schmerzen waren plötzlich aufgetreten, als der Patient nach Genuss eines reichhaltigen Abendessens kurz das Haus verließ, um Zigaretten zu holen. Er schleppte sich angsterfüllt auf die nächste Bank und Passanten riefen glücklicherweise den Notarzt.
Nach eingängiger Diagnose im Krankenhaus entscheidet die diensthabende Kardiochirurgin auf Behandlung per operativer Bypass-Anlage mit Herz-Lungen-Maschine. Sie werden die geplante OP zum ersten Mal eigenständig instrumentieren. Ihre Praxisanleitung erwartet daher von Ihnen, dass Sie alle Sterilgüter selbstständig vorbereiten. Unter anderem auch die Nähte für die Kanülierung.

Nennen Sie die Nähte (Anzahl, Stärke, Eigenschaften, Verwendungszweck etc.), die Sie für die Kanülierung des Herzens hier vorbereiten müssen.

10.3 Geräte, Materialien, Instrumente

- Zwei Tabaksbeutelnähte (4–0, monofil, nicht resorbierbar) für die arterielle Kanüle auf Höhe des Truncus brachiocephalicus
- Eine Tabaksbeutelnaht (3–0, monofil, nicht resorbierbar) für die venöse Kanüle unterhalb der rechten Herzohrspitze
- Eine Tabaksbeutelnaht (4–0, monofil, nicht resorbierbar) für die Kardioplegiekanüle an der Aorta ascendens nahe der Aortenwurzel

10 OTA in der Herz- und Thoraxchirurgie

10.4 Geräte, Materialien, Instrumente

Herr Enno Hagen wurde aufgrund starker Brustschmerzen notfallmäßig in Ihr Krankenhaus eingewiesen. Die Schmerzen waren plötzlich aufgetreten, als der Patient nach Genuss eines reichhaltigen Abendessens kurz das Haus verließ, um Zigaretten zu holen. Er schleppte sich angsterfüllt auf die nächste Bank und Passanten riefen glücklicherweise den Notarzt. Nach eingängiger Diagnose im Krankenhaus entscheidet die diensthabende Kardiochirurgin auf Behandlung per operativer Bypass-Anlage mit Herz-Lungen-Maschine.
Im Verlauf der OP wird Herrn Hagen zum einen Heparin und zum anderen Protamin durch die Anästhesie injiziert. Beide Medikamentengaben haben Einfluss auf das Arbeitsverhalten am Tisch.

Erläutern Sie, was die Gabe von Heparin sowie Protamin für den Eingriff bewirkt bzw. wofür die Gabe für den Eingriff notwendig ist.

10.4 Geräte, Materialien, Instrumente

Erst mit der Gabe von Heparin zur Vollheparinisierung des Patienten darf dieser an die Herz-Lungen-Maschine (HLM) angeschlossen werden bzw. sein Blut in diese geführt werden. Ohne eine Heparingabe, welche seine Gerinnung hemmt, würde das Blut in den Schläuchen und der Maschine selbst gerinnen, was diese unbrauchbar macht und sogar das Leben von Herrn Hagen gefährdet.

Protamin ist der sogenannte Antagonist von Heparin und deaktiviert damit seine Wirkung. Dies bedeutet, die Eigenkoagulation des Patientenblutes wird wiederhergestellt. Nach der Gabe von Protamin darf auf keinen Fall mehr der HLM-Sauger verwendet werden. Dies würde zur Thrombosierung des Restblutes in der Herz-Lungen-Maschine führen, welches dann wiederum unbrauchbar für eine Rücktransfusion wird.

10 OTA in der Herz- und Thoraxchirurgie

10.5 Patientenpositionierung

Herr Enno Hagen wurde aufgrund starker Brustschmerzen notfallmäßig in Ihr Krankenhaus eingewiesen. Die Schmerzen waren plötzlich aufgetreten, als der Patient nach Genuss eines reichhaltigen Abendessens kurz das Haus verließ, um Zigaretten zu holen. Er schleppte sich angsterfüllt auf die nächste Bank und Passanten riefen glücklicherweise den Notarzt. Nach eingängiger Diagnose im Krankenhaus entscheidet die diensthabende Kardiochirurgin auf Behandlung per operativer Bypass-Anlage mit Herz-Lungen-Maschine.
Im OP: Wie im Grunde jeder Patient für eine koronaren Bypassanlage wird auch Herr Hagen in Rückenposition gebracht. Da sich die Operateurin mit Herrn Hagen zusammen neben der linken A. mammaria für die Entnahme der A. radialis als Bypassgraft entschieden hat, wird dieser zunächst ausgestreckt positioniert.

Überlegen Sie, welche Maßnahme sich bei der Positionierung in der Herzchirurgie als besonders herausfordernd darstellt und worauf hier vor allem *postoperativ* unbedingt zu achten ist.

10.5 Patientenpositionierung

Da gerade in der Herzchirurgie, und so auch bei Herrn Hagen, der gesamte Patientenkörper bis auf den Kopf und der rechte Arm mit Hautdesinfektionsmittel behandelt wird, ist die Auswahl einer geeigneten Klebefläche sehr eingeschränkt. Daher wird hier die Neutralelektrode im Prinzip immer auf Höhe des Schulterblatts (Skapula) auf die rechte oder linke Schulter geklebt. Hier ist in der postoperativen Phase unbedingt an das Entfernen zu denken. Da sich die Neutralelektrode nicht im Sichtfeld der Mitarbeitenden befindet, geht dies gerne unter.

10 OTA in der Herz- und Thoraxchirurgie

10.6 Patientenabdeckung

Herr Enno Hagen wurde aufgrund starker Brustschmerzen notfallmäßig in Ihr Krankenhaus eingewiesen. Die Schmerzen waren plötzlich aufgetreten, als der Patient nach Genuss eines reichhaltigen Abendessens kurz das Haus verließ, um Zigaretten zu holen. Er schleppte sich angsterfüllt auf die nächste Bank und Passanten riefen glücklicherweise den Notarzt. Nach eingängiger Diagnose im Krankenhaus entscheidet die diensthabende Kardiochirurgin auf Behandlung per operativer Bypass-Anlage mit Herz-Lungen-Maschine.
Im OP: Nach der passenden Positionierung und Desinfektion von Herrn Hagen folgt dessen sterile Abdeckung durch die Operateurin und ihrem Assistenten.

Erläutern Sie den Abdeckmodus für die beschriebene OP und gehen Sie dabei auf die Besonderheiten der verwendeten Tücher ein.

10.6 Patientenabdeckung

Zunächst erfolgt die Auflage eines sog. Hosentuchs: großes U-Tuch mit integriertem Schamtuch in T-Form. Dieses kommt erst unter die Beine und wird dann nach obenhin rechts und links an die Seiten des Rumpfs geklebt.

Danach folgt das Thoraxtuch: ein großflächiges Klebetuch, in welchem integriert sind:

- Inzisionsfolie, welche auf den Thorax geklebt wird,
- das Anästhesietuch, welches normal entfaltet werden kann,
- großes Beintuch, welches bei Venenentnahmen zuerst zusammengefaltet bleibt, und
- große Taschen, welche seitlich am Situs angebracht sind.

10 OTA in der Herz- und Thoraxchirurgie

10.7 OP-Verlauf

Herr Enno Hagen wurde aufgrund starker, plötzlich auftretender Brustschmerzen notfallmäßig in Ihr Krankenhaus eingewiesen. Nach eingängiger Diagnostik entscheidet die diensthabende Kardiochirurgin auf Behandlung per operativer Bypass-Anlage mit Herz-Lungen-Maschine.
Im OP: Zur letzten Vorbereitung auf die bevorstehende Operation hat Ihnen Ihre Praxianleiterin die OP-Schritte auf einzelne Zettel geschrieben.

Schauen Sie sich die notierten OP-Schritte an und bringen sie in die richtige Reihenfolge, indem Sie sie von 1 bis 12 durchnummerieren.

- ☐ Den rechten Vorhof mit einer Präparierschere inzidieren
- ☐ Die venöse Zweistufenkanüle im Vorhof platzieren und den Snugger anziehen, fixieren und mit einer 2er-Ligatur an die Kanüle knüpfen
- ☐ Die Kanüle entlüften und mit einer Maschinenklemme abklemmen
- ☐ Die Kardioplegiekanüle entlang der vorgelegten Tabaksbeutelnaht einstechen
- ☐ Den vorgelegten Snugger anziehen, fixieren und mit einer 2er-Ligatur an die Kanüle knüpfen
- ☐ Den Führungsmandrin entfernen und die entlüftete Kardioplegieleitung der HLM anschließen
- ☐ Die Aortenkanüle einführen
- ☐ Die Aortenkanüle an den arteriellen Schlauch der HLM anschließen
- ☐ Die beiden Snugger anziehen und mit den Mosquitoklemmchen fixieren
- ☐ Die Snugger mit 2er-Ligaturen an die Aortenkanüle knüpfen
- ☐ Die Zweistufenkanüle an den venösen Schlauch der HLM anschließen

- ☐ Die HLM läuft nun an und der extrakorporale Blutkreislauf wird mit dem Öffnen der Aortenkanüle etabliert

11 OTA in der HNO-Heilkunde

11.1 Anatomie und Physiologie

Um in der Abteilung für Hals-, Nasen- und Ohrenheilkunde adäquat mitarbeiten zu können, wenn das menschliche Ohr operiert werden soll, ist es von entscheidender Bedeutung, die Anatomie und Physiologie des Ohrs zu kennen.

Beschriften Sie die Abbildung mit den korrekten Bezeichnungen.

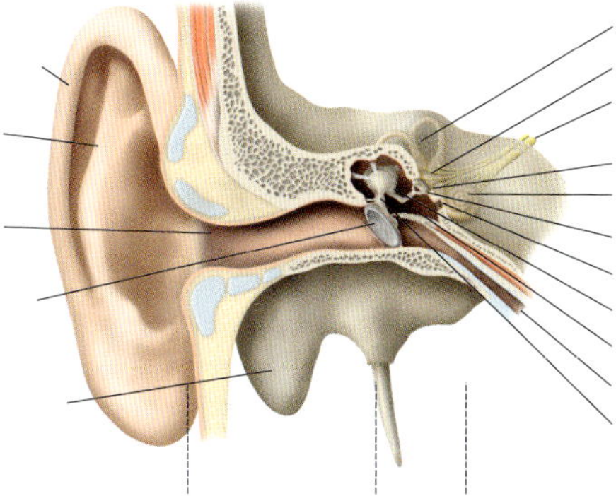

Abb. 11.1a Anatomie des Ohrs [J787, L275]

11.1 Anatomie und Physiologie

Lösung:

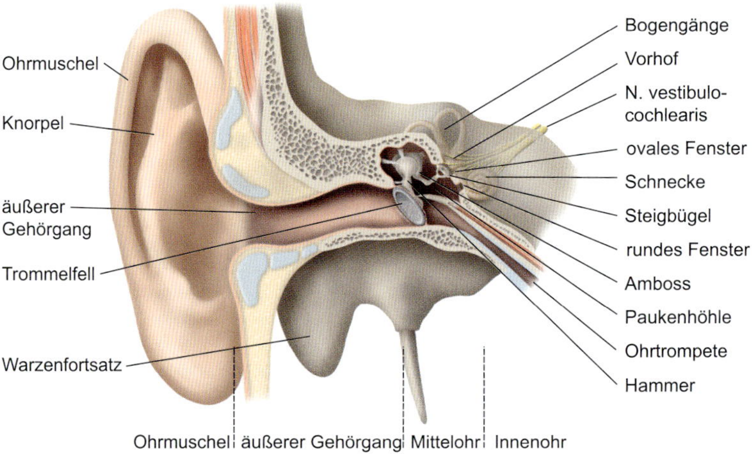

Abb. 11.1b Anatomie des Ohrs [J787, L275]

11 OTA in der HNO-Heilkunde

11.2 Krankheitsbilder und Therapie

Hatixhe Ahmed leidet seit längerer Zeit an dem Gefühl, mit dem linken Ohr nicht mehr so gut hören zu können. Sie hat diese Hörminderung bisher recht gut ignoriert und gehofft, dass es von alleine wieder besser wird. Nun sind jedoch Schwindel und Lähmungserscheinungen linksseitig dazu gekommen, weswegen sie ihre HNO-Ärztin aufgesucht hat. Diese hat nach eingängiger Untersuchung eine chronische Otitis media mit fortschreitendem Befall der Gehörknöchelchen diagnostiziert.

Überlegen Sie, warum es bei einer Mittelohrentzündung zu Lähmungserscheinungen kommen kann und welche Operation hier indiziert ist.

11.2 Krankheitsbilder und Therapie

Zu Gesichtslähmungen kann es bei Mittelohrentzündungen kommen, da ein **Ast des N. facialis** am Trommelfell entlang zieht. Fortschreitende Entzündungen belasten dann diesen Ast und beeinträchtigen infolgedessen den gesamten N. facialis und schränken die motorischen Funktionen des Gesichts auf dieser Seite ein. Es kommt zu Lähmungserscheinungen.
Die Operation der Wahl ist hier die **Tympanoplastik Typ III**, da die Gehörknöchelchenkette in Mitleidenschaft gezogen wurde.

11 OTA in der HNO-Heilkunde

11.3 Krankheitsbilder und Therapie

Hatixhe Ahmed leidet seit längerer Zeit an dem Gefühl, mit dem linken Ohr nicht mehr so gut hören zu können. Sie hat diese Hörminderung bisher recht gut ignoriert und gehofft, dass es von alleine wieder besser wird. Nun sind jedoch Schwindel und Lähmungserscheinungen linksseitig dazu gekommen, weswegen sie ihre HNO-Ärztin aufgesucht hat. Diese hat nach eingängiger Untersuchung eine chronische Otitis media mit fortschreitendem Befall der Gehörknöchelchen diagnostiziert und Frau Ahmed ebenfalls mitgeteilt, dass es sich um die zweite Form handelt, was die Behandlung durchaus umfangreicher gestaltet.

Erläutern Sie, welche Formen der chronischen Otitis media bekannt sind und gehen Sie auch auf Unterschiede und Gemeinsamkeiten ein.

11.3 Krankheitsbilder und Therapie

Die chronische Mittelohrentzündung wird in 2 Formen unterteilt:

- Die chronische Schleimhauteiterung (chronische Otitis media mesotympanale) bezeichnet eine nicht heilende Trommelfellperforation mit wiederkehrenden Infektionen. Sie kann traumatisch, postoperativ oder nach einer akuten Mittelohrentzündung auftreten. Klinisch sieht man ein Loch im Trommelfell mit oder ohne Sekretion sowie im Hörtest eine Schallleitungsschwerhörigkeit.
- Das Cholesteatom (chronische Otitis media epitympanale, chronische Knocheneiterung) entsteht durch Unterdruck im Mittelohr, durch den sich im dünnen Anteil des Trommelfells die Haut ins Mittelohr stülpt und dort durch den Kontakt mit der Mittelohrschleimhaut einen chronischen Entzündungsprozess auslöst, welcher im Verlauf die Gehörknöchelchenkette zerstören kann. Ursache ist meist eine gestörte Mittelohrbelüftung durch eine zu enge Tube, enge Nasenwege oder adenoide Vegetationen im Nasenrachenraum. In der klinischen Untersuchung zeigt sich eine Tasche mit Einziehung am oberen Trommelfellrand, diese kann mit Hornschuppen und Matrix ausgefüllt sein.

Gemeinsam ist beiden Formen der chronischen Mittelohrentzündung das Beschwerdebild der Patienten, welches aus Hörminderung und wiederkehrendem Ausfluss aus dem Ohr besteht. Nur bei fortgeschrittenen Entzündungen kommen Symptome wie Schwindel oder eine Gesichtsnervenlähmung hinzu. Beide Krankheitsbilder können nur chirurgisch versorgt werden.

11 OTA in der HNO-Heilkunde

11.4 Geräte, Materialien, Instrumente

Hatixhe Ahmed leidet seit längerer Zeit an dem Gefühl, mit dem linken Ohr nicht mehr so gut hören zu können. Sie hat diese Hörminderung bisher recht gut ignoriert und gehofft, dass es von alleine wieder besser wird. Nun sind jedoch Schwindel und Lähmungserscheinungen linksseitig dazu gekommen, weswegen sie ihre HNO-Ärztin aufgesucht hat. Diese hat nach eingängiger Untersuchung eine chronische Otitis media mit fortschreitende Befall der Gehörknöchelchen diagnostiziert. Nach eingängiger Beratung fällt die Entscheidung zur Operation.

Im OP: Die besonderen Gegebenheiten am menschlichen Ohr bedeuten auch eine besondere Vielfalt an Instrumenten, um diesen Gegebenheiten gerecht zu werden. Beim Richten des OP-Tisches für Frau Ahmeds Operation fragt Sie Ihre neue Kollegin nach der Funktionsweise einiger Instrumente.

Benennen Sie die auf der folgenden Abbildung gezeigten Instrumente und erklären Sie, wofür diese gebraucht werden.

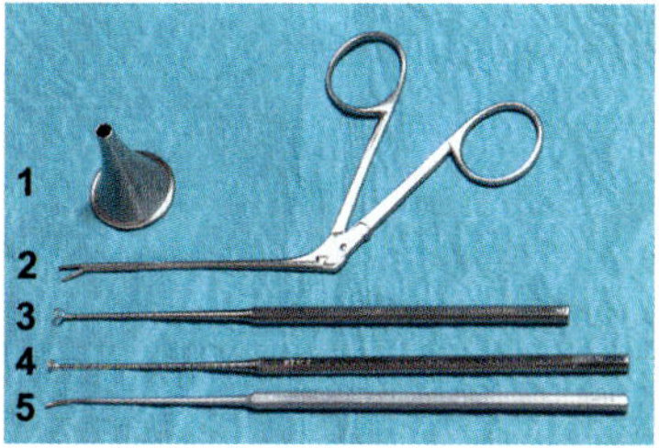

Abb. 11.2a Spezielle Instrumente der Ohrchirurgie [P1295]

11.4 Geräte, Materialien, Instrumente

Lösung

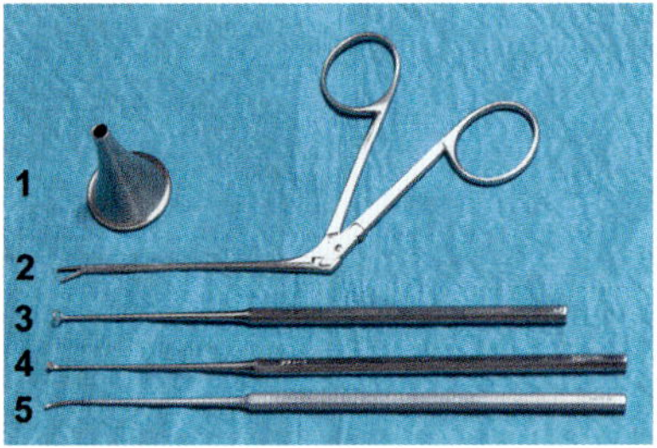

Abb. 11.2b Spezielle Instrumente der Ohrchirurgie [P1295]

1 Ohrtrichter: Zum Einstellen des Trommelfells
2 Hechtmaul-Zange: Zum Fassen von Gewebe
3 Kürette: Schlinge zur Bergung von Gewebe und Reinigung des Gehörgangs
4 Tellermesser (gerade): Abschieben unter Knochenkontakt, ähnlich wie ein Raspatorium
5 Sichelmesser: Inzision und scharfe Präparation

11 OTA in der HNO-Heilkunde

11.5 Patientenpositionierung

Hatixhe Ahmed leidet seit längerer Zeit an dem Gefühl, mit dem linken Ohr nicht mehr so gut hören zu können. Sie hat diese Hörminderung bisher recht gut ignoriert und gehofft, dass es von alleine wieder besser wird. Nun sind jedoch Schwindel und Lähmungserscheinungen linksseitig dazu gekommen, weswegen sie ihre HNO-Ärztin aufgesucht hat. Diese hat nach eingängiger Untersuchung eine chronische Otitis media mit fortschreitendem Befall der Gehörknöchelchen diagnostiziert. Nach eingängiger Beratung fällt die Entscheidung zur Operation.
Im OP: Nachdem Frau Ahmed in die Vollnarkose versetzt wurde, soll sie entsprechend für die OP am linken Ohr positioniert werden. Die Ärztin hat per Telefon darum gebeten, dass Sie die Positionierung vollziehen, da sie selbst sich etwas verspäten wird.

Beschreiben Sie, worauf Sie gerade bei der Positionierung des Kopfes für solch eine OP achten müssen.

11.5 Patientenpositionierung

Die Patientin wird auf den Rücken positioniert, der Kopf zur gesunden Seite gedreht und nicht rekliniert. Auf der zu operierenden Seite müssen ggf. Haare hinter dem Ohr rasiert werden.

11 OTA in der HNO-Heilkunde

11.6 Patientenabdeckung

Hatixhe Ahmed leidet seit längerer Zeit an dem Gefühl, mit dem linken Ohr nicht mehr so gut hören zu können. Sie hat diese Hörminderung bisher ignoriert und gehofft, dass es von alleine wieder besser wird. Nun sind Schwindel und Lähmungserscheinungen linksseitig dazu gekommen. Sie hat ihre HNO-Ärztin aufgesucht, die eine chronische Otitis media mit fortschreitendem Befall der Gehörknöchelchen diagnostiziert. Nach eingängiger Beratung fällt die Entscheidung zur Operation. Im OP: Die Operateurin will nach der chirurgischen Händedesinfektion und dem sterilen Einkleiden mit Ihnen die sterile Abdeckung des OP-Gebiets vollziehen. Ihre Praxisanleiterin hat Ihnen seiner Zeit ein paar wichtige Tipps mit auf den Weg gegeben. Sie versuchen sich zu erinnern.

Füllen Sie die Lücken des folgenden Textes mit den richtigen Begriffen.

Zunächst wird das ____________ mit mehreren einzelnen Abdecktüchern ____________ abgedeckt. Sichtbar sein sollte ____________ mit etwa ____________ Abstand nach ____________ sowie außerdem auch nach ____________ mindestens ____________. Haare dürfen sich nicht im OP-Situs befinden. Anschließend wird ____________ darüber geklebt. ____________ aus Plastik unter ____________ soll das Abtropfen von Spülflüssigkeit auf Operateur oder Saalboden verhindern.

eine sterile Auffangtasche, ein großes Lochtuch, die Ohrmuschel, Operationsgebiet, dem zu operierenden Ohr , retroaurikulär, vorn und oben, zirkulär, 2 cm, 5 cm

11.6 Patientenabdeckung

Zunächst wird das **Operationsgebiet** mit mehreren einzelnen Abdecktüchern **zirkulär** abgedeckt. Sichtbar sein sollte **die Ohrmuschel** mit etwa **2 cm** Abstand nach **vorn und oben** sowie außerdem auch nach **retroaurikulär** mindestens **5 cm.** Haare dürfen sich nicht im OP-Situs befinden. Anschließend wird **ein großes Lochtuch** darüber geklebt. **Eine sterile Auffangtasche** aus Plastik unter **dem zu operierenden Ohr** soll das Abtropfen von Spülflüssigkeit auf Operateur oder Saalboden verhindern.

11 OTA in der HNO-Heilkunde

11.7 OP-Verlauf

Hatixhe Ahmed leidet seit längerer Zeit an dem Gefühl, mit dem linken Ohr nicht mehr so gut hören zu können. Sie hat diese Hörminderung bisher recht gut ignoriert und gehofft, dass es von alleine wieder besser wird. Nun sind jedoch Schwindel und Lähmungserscheinungen linksseitig dazu gekommen, weswegen sie ihre HNO-Ärztin aufgesucht hat. Diese hat nach eingängiger Untersuchung eine chronische Otitis media mit fortschreitendem Befall der Gehörknöchelchen diagnostiziert. Nach eingängiger Beratung fällt die Entscheidung zur Operation.
Laut des OP-Plans und der Aussage der Operateurin wird Frau Ahmed aufgrund des Befundes eine Tympanoplastik Typ III mit TORP.

Erklären Sie das OP-Prinzip, welches sich hinter der Tympanoplastik Typ III mit TORP verbirgt.

11.7 OP-Verlauf

Tympanoplastik Typ III: Hier wird der Amboss reseziert und die Schallübertragung zwischen dem Trommelfell und dem Steigbügel wiederhergestellt.
Kann vom Steigbügel nur noch die Fußplatte verwendet werden, muss eine **TORP** (Total Ossicular Chain Reconstructive Prosthesis, vollständiger Ersatz der Gehörknöchelchenkette) eingestellt werden, welche jedoch in der Schallübertragung etwas schlechter ist. Hierbei kommen in der Regel Titanprothesen zum Einsatz.

12 OTA in der Mund-Kiefer-Gesichtschirurgie

12.1 Anatomie und Physiologie

Der knöcherne Aufbau des Gesichtsschädels gliedert sich in das Mittelgesicht, den Ober- und den Unterkiefer. Das Mittelgesicht gliedert sich wiederum in die Regionen Jochbogen und Jochbein, Orbita, Kieferhöhle, Nase und Oberkiefer. Sowohl dem Oberkiefer als auch dem Unterkiefer kommen innerhalb der Struktur des Gesichtsschädels besondere Bedeutung zu.

Erläutern Sie, was sowohl den Ober- als auch den Unterkiefer des Menschen im Vergleich zu anderen Knochenstrukturen so besonders macht.

12.1 Anatomie und Physiologie

Der Unterkiefer weist im Vergleich zum Oberkiefer eine viel dickere Substantia compacta (Kortikalis) und im Verhältnis eine viel dünnere Substantia spongiosa auf.
Der strukturelle anatomische Aufbau des Mittelgesichts und des Unterkiefers richtet sich nach physiologischen, funktionellen Ansprüchen. **Wichtige funktionelle Ansprüche** sind, die **Kaukräfte** und **extern einwirkende Kräfte** ohne Schäden weiterzuleiten. Dies bedeutet, dass wichtige Stellen kräftig und weniger wichtige Stellen weniger kräftig ausgebildet sind. Im Knochen des **Mittelgesichts** gibt es **horizontale** und **vertikale Pfeiler**, die die Kräfte aufnehmen und weiterleiten. Im Unterkiefer nennt man sie **Zugspannungslinien**. Sie funktionieren etwas anders als im Mittelgesicht, da beim Unterkiefer durch seine Beweglichkeit über beide Kiefergelenke eine weitere Kraftdimension, die **Torsionskräfte**, hinzukommt.
Dieses **Konstrukt aus Pfeilern und Zugspannungslinien** bewirkt, dass klassische Frakturen, die nicht durch extreme Krafteinwirkung entstanden sind, an typischen Stellen rechtwinklig zu den Pfeilern und Zugspannungslinien verlaufen. Dadurch entstehen wiederum **typische Frakturmuster**.
Eine weitere Besonderheit stellen die **Kiefergelenke** dar. Sie ermöglichen die Kieferbewegungen und das Kauen. Ihre Beweglichkeit und die Dämpfung der auftreffenden Kräfte werden über Knorpelscheiben (Discus) ermöglicht.
Eine Besonderheit ist der **Zusammenbiss (Okklusion)**. Selbst kleinste Veränderungen < 1 mm werden als störend und schmerzhaft wahrgenommen.

12 OTA in der Mund-Kiefer-Gesichtschirurgie

12.2 OP-Verlauf

Sascha Berger ist 10 Jahre alt und heute Ihr Patient in der Mund-Kiefer-Gesichtschirurgie. Saschas Mutter übergibt Ihnen ihren Sohn an der Patientenschleuse. Während Ihre Kollegin von der Anästhesie den kleinen Sascha vorbereitet für die Narkose, nutzen Sie die Gelegenheit und wechseln ein paar beruhigende Worte mit der sichtlich nervösen Mutter. Sie beginnt zu erzählen, wie viel schwieriger es damals war, als Sascha noch ein Baby war. Sie erinnert sich, dass es bei der ersten Operation sogar kurz kritisch um ihn stand.

Überlegen Sie, warum die erste OP zur Rekonstruktion der Lippen-Kiefer-Gaumen-Segel-Spalte (LKGSS) im Babyalter kritisch war.

12.2 OP-Verlauf

Babys haben im Vergleich zu Erwachsenen nur geringe Reserven. Dies bezieht sich sowohl auf die Sauerstoffreserve als auch das Blutvolumen. Da ein Kind bei der Spaltchirurgie oral intubiert werden muss und der Sperrer den Tubus häufig abdrückt, besteht ein erhöhtes Risiko für ein Verrutschen des Tubus. Dies ist ein **akuter Notfall**, bei dem das Kind sofort neu intubiert werden muss.

MERKE

In dieser Situation kann auf Sterilität keine Rücksicht genommen werden. Im Anschluss wird neu abgewaschen und abgedeckt.

12 OTA in der Mund-Kiefer-Gesichtschirurgie

12.3 Krankheitsbilder und Therapie

Ihr Patient Sascha Berger hat trotz seines jungen Alters von 10 Jahren bereits einige OPs erleben müssen. Er wurde mit einer sogenannten Lippen-Kiefer-Gaumen-Segel-Spalte (LKGSS) geboren und befindet sich Zeit seines bisherigen Lebens beim Kieferchirurgen in Behandlung. Auf Nachfrage erklärt Ihnen der Kieferchirurg, dass Sascha noch sicher bis zum 19. Lebensjahr kieferchirurgischer Patient sein wird.

Ordnen Sie den Altersklassen die entsprechende Operation zu, sodass sich ein chronologischer Verlauf der Therapie der LKGSS von Sascha ergibt.

Mit ca. 6 Monaten: __________.
Mit ca. 12 Monaten: __________.
Mit 4–6 Jahren: __________ (vor der Einschulung)
Mit ca. 10 Jahren: __________.
Mit ca. 16–19 Jahren: __________ (nach Abschluss des Körperwachstums)

Dysgnathieoperation und eine Nasenkorrektur, Knochentransplantation in den Kiefer, Korrekturoperationen, Verschluss der Gaumenspalte, Verschluss der Lippenspalte

12.3 Krankheitsbilder und Therapie

Mit ca. 6 Monaten: **Verschluss der Lippenspalte**
Mit ca. 12 Monaten: **Verschluss der Gaumenspalte**
Mit 4–6 Jahren: **Korrekturoperationen** (vor der Einschulung)
Mit ca. 10 Jahren: **Knochentransplantation in den Kiefer**
Mit ca. 16–19 Jahren: **Dysgnathieoperation und eine Nasenkorrektur** (nach Abschluss des Körperwachstums)

12 OTA in der Mund-Kiefer-Gesichtschirurgie

12.4 Krankheitsbilder und Therapie

Ihr Patient Sascha Berger hat trotz seines jungen Alters von 10 Jahren bereits einige OPs erleben müssen. Er wurde mit einer sogenannten Lippen-Kiefer-Gaumen-Segel-Spalte (LKGSS) geboren und befindet sich Zeit seines bisherigen Lebens beim Kieferchirurgen in Behandlung. Während der chirurgischen Händedesinfektion unterhalten Sie sich mit dem operierenden Kieferchirurgen. Ihnen geht die Unterhaltung mit der Mutter nicht aus dem Kopf und so fragen Sie den Arzt, warum die Behandlung eigentlich so aufwendig und zeitintensiv ist. Ihr Operateur erzählt Ihnen, dass es allen voran daran liegt, dass mehrere Ziele mit dem Behandlungsplan verfolgt werden müssen.

Erklären Sie, welche Ziele die Operation einer LKGSS verfolgen.

12.4 Krankheitsbilder und Therapie

Das wichtigste funktionelle Ziel ist, den **Ringmuskel des Mundes (M. orbicularis oris) zu rekonstruieren**. Dadurch kann das Kind in der Folge den Mund schließen und auch saugen. Dadurch erleichtert sich die **Nahrungsaufnahme** ungemein.

Außerdem ist ein wichtiges funktionelles Ziel das **Herstellen der regelhaften Funktionalität der Ohrtrompete (Tuba Eustachii) und damit Förderung der Sprachentwicklung**. Bleibt ihre Funktion eingeschränkt, kann das Mittelohr nicht ordnungsgemäß belüftet werden, was wiederum zur Sekretion im Mittelohr führt, die Hörfähigkeit mindert und die Sprachentwicklung dadurch beeinträchtigt.

Ein weiteres funktionelles Ziel ist die **Kontinuitätsherstellung** und eine Verbindung der bislang durch die Spalte getrennten **Kieferstümpfe**. Dadurch kann die Spalte in der Folge durch eine kieferorthopädische Therapie verkleinert und die Kieferkämme ausgerichtet werden.

Darüber hinaus ist das wichtige ästhetische Ziel die **Herstellung eines optimalen, unauffälligen kosmetischen Ergebnisses** sowohl für den kleinen Patienten als auch seine Umwelt.

MERKE

Eine Besonderheit stellt hierbei die Tatsache dar, dass in einem wachsenden Organismus operiert wird und die Ergebnisse weniger genau vorhersehbar sind bzw. gut erscheinende Ergebnisse sich durch das Wachstum im Laufe der Zeit negativ verändern können.

12 OTA in der Mund-Kiefer-Gesichtschirurgie

12.5 Geräte, Materialien, Instrumente

Ihr Patient Sascha Berger hat trotz seines jungen Alters von 10 Jahren bereits einige OPs erleben müssen. Er wurde mit einer sogenannten Lippen-Kiefer-Gaumen-Segel-Spalte (LKGSS) geboren und befindet sich Zeit seines bisherigen Lebens beim Kieferchirurgen in Behandlung.
Am heutigen Tage soll Sascha eine Knochentransplantation in den Kiefer bekommen. Der Operateur ermahnt Sie und Ihre Kollegen noch einmal eindringlich, alles im Blick zu behalten und die ganze Zeit über zwingend konzentriert bei der Sache zu sein.

Überlegen Sie, warum bei diesem Eingriff eine gute Übersicht essenziell sowohl für die springende als auch die instrumentierende Kraft ist.

12.5 Geräte, Materialien, Instrumente

Eine Knochentransplantation bedeutet in der Regel einen Zwei-Höhlen-Eingriff, da zum einen an der Empfangsstelle als auch an der Entnahmestelle operiert wird und dies meist mit mehreren Chirurgen. Durch die vielen Operationsschritte kommt es zu häufigeren Wechseln am Tisch. Dies erfordert bei einer Operationsart, bei der sehr viele Materialien (Tupfer, Kompressen, Instrumente) zum Einsatz kommen, eine gute Übersicht. Eine exakte Übergabe inklusive Zählung der Kompressen, Mikroklemmen und Tupfer verringert das Risiko, dass Materialien im Patienten verbleiben.

12 OTA in der Mund-Kiefer-Gesichtschirurgie

12.6 Patientenpositionierung

Ihr Patient Sascha Berger hat trotz seines jungen Alters von 10 Jahren bereits einige OPs erleben müssen. Er wurde mit einer sogenannten Lippen-Kiefer-Gaumen-Segel-Spalte (LKGSS) geboren und befindet sich Zeit seines bisherigen Lebens beim Kieferchirurgen in Behandlung. Am heutigen Tage soll Sascha eine Knochentransplantation in den Kiefer bekommen.
Sascha muss für den bevorstehenden Eingriff adäquat positioniert werden.

Erläutern Sie, was hierbei besonders zu beachten ist.

12.6 Patientenpositionierung

Neben den klassischen Dingen, wie Dekubitusprophylaxe, Verhinderung des Einklemmens von Weichteilen, Überstrecken der Gelenke, Herabfallen von Extremitäten und Abdrücken von Gefäßen sowie Nerven, muss Sascha für diesen Eingriff zum einen teilweise extrem im Kopf-Nackenbereich überstreckt werden, um einen guten Zugang zum OP-Gebiet zu gewährleisten. Zum anderen muss er so positioniert werden, dass ein guter Zugang zum Beckenbereich möglich ist, da hier in der Regel Knochenspäne für die Transplantation entnommen werden. Oftmals wird hier der ipsilaterale Arm abgespreizt, damit der Zugriff auf den Beckenkamm besser gelingt.

12 OTA in der Mund-Kiefer-Gesichtschirurgie

12.7 Patientenabdeckung

Ihr Patient Sascha Berger hat trotz seines jungen Alters von 10 Jahren bereits einige OPs erleben müssen. Er wurde mit einer sogenannten Lippen-Kiefer-Gaumen-Segel-Spalte (LKGSS) geboren und befindet sich Zeit seines bisherigen Lebens beim Kieferchirurgen in Behandlung. Am heutigen Tage hat Sascha eine Knochentransplantation in den Kiefer bekommen.
Nach der erfolgreichen Operation wird es Zeit, Sascha von seiner sterilen Abdeckung zu befreien. Sie machen sich sofort ans Werk, da Sie es nicht abwarten können, Sascha wieder an seine Mutter zu übergeben.

Erklären Sie, worauf Sie trotz aller Euphorie beim Entfernen der OP-Tücher unbedingt achten müssen.

12.7 Patientenabdeckung

Beim Entfernen der sterilen Abdeckung ist besondere Vorsicht geboten, da die Abdeckung vielfach sehr nahe an oder sogar auf dem Tubus befestigt ist und es daher bei unsachgemäßer Handhabung zu Dislokationen des Tubus kommen bzw. zur Extubation führen kann. Eine versehentliche Extubation kann hier dramatische Folgen haben und einen Notfall auslösen.

13 OTA in der plastischen und Wiederherstellungschirurgie

13.1 Anatomie und Physiologie

Die Haut ist das größte Organ des menschlichen Körpers. Ihre Oberfläche umfasst bei einem erwachsenen Menschen ca. 1,5–2m^2, würde man sie ausfalten wie einen Teppich. Die Haut überzieht so im Grunde unseren gesamten Körper und erfüllt dabei verschiedene Aufgaben. So zum Beispiel ermöglicht sie es uns, unsere Umwelt über haptische Reize wahrzunehmen.

Ordnen Sie die hierfür zuständigen mechanosensorischen Nervenzellen ihren jeweiligen Aufgaben zu.

___ : Wahrnehmung anhaltenden Drucks

___ : Wahrnehmung von Vibrationen, d. h. Anfang und Ende eines Druckreizes. Zahlreich im Bereich der Fingerkuppen und Haarfollikel

___ : Die Wahrnehmung von Kälte und Wärme sowie das Schmerzempfinden

___ : Wahrnehmung von Scherkräften. Sie sind relativ selten, kommen z. B. in den Handflächen vor

___ : Wahrnehmung von schnellen Druckveränderungen – präzises Greifen kleiner Gegenstände. Sie sind daher in der Regel nur in der „dicken" Haut zu finden

Freie Nervenenden, Meissner-Körperchen, Merkel-Zellen, Ruffini-Körperchen, Vater-Pacini-Körperchen

13.1 Anatomie und Physiologie

Merkel-Zellen: Wahrnehmung anhaltenden Drucks
Vater-Pacini-Körperchen: Wahrnehmung von Vibrationen, d. h. Anfang und Ende eines Druckreizes. Zahlreich im Bereich der Fingerkuppen und Haarfollikel
Freie Nervenenden: Die Wahrnehmung von Kälte und Wärme sowie das Schmerzempfinden
Ruffini-Körperchen: Wahrnehmung von Scherkräften. Sie sind relativ selten, kommen z. B. in den Handflächen vor
Meissner-Körperchen: Wahrnehmung von schnellen Druckveränderungen – präzises Greifen kleiner Gegenstände. Sie sind daher in der Regel nur in der „dicken" Haut zu finden

13 OTA in der plastischen und Wiederherstellungschirurgie

13.2 Krankheitsbilder und Therapie

Adelina Denker hat ein schweres Schicksal erleiden müssen. Es wurde bei ihr ein Mamma-CA diagnostiziert, weswegen ihr die linke Brust abgenommen werden musste. Jetzt ist sie jedoch tumorfrei und um sich in Zukunft wieder weiblicher zu fühlen, bekommt sie nun eine Brustrekonstruktion mit Hilfe einer Lappenplastik. Hierzu stellt ihr der zuständige plastische Chirurg einige Optionen vor.

Erklären Sie, was mit folgenden Begriffen gemeint ist.
Gestielte Lappenplastik:
Random pattern flap:
Axial pattern flap:
Freie Lappenplastik:

13.2 Krankheitsbilder und Therapie

Gestielte Lappenplastik: Hierbei handelt es sich um einen Gewebeblock aus der gesamten Haut und mindestens dem darunterliegenden Fettgewebe bis hin zu Muskel- und oder Knochengewebe. Ausschlaggebend ist, dass dieser Gewebeblock weiterhin eine Gefäßverbindung über einen sog. Gefäßstiel zu seinem natürlichen Ursprung behält.
Random pattern flap: Die Durchblutung des Lappens erfolgt über ein undefiniertes Gefäßsystem.
Axial pattern flap: Die Durchblutung des Lappens erfolgt über einen expliziten Stiel, bestehend aus einem anatomisch genau definierten arteriellen und venösen Gefäßbaum (z. B. A. und V. thoraco-dorsalis).
Freie Lappenplastik: Bei der freien Lappenplastik handelt es sich im Prinzip um eine Weiterentwicklung der gestielten Lappenplastik in „Axial pattern flap"-Technik. Hierbei wird ein gestielter Lappen gehoben, samt seines Versorgungsstiels abgesetzt, an die Defektstelle verlagert und mit in der Nähe befindlichen entsprechenden Gefäßen zur Versorgung verbunden.

13 OTA in der plastischen und Wiederherstellungschirurgie

13.3 Krankheitsbilder und Therapie

Adelina Denker hat ein schweres Schicksal erleiden müssen. Es wurde bei ihr ein Mamma-CA diagnostiziert, weswegen ihr die linke Brust abgenommen werden musste. Jetzt ist sie jedoch tumorfrei und um sich in Zukunft wieder weiblicher zu fühlen, bekommt sie nun eine Brustrekonstruktion mit Hilfe einer Lappenplastik. Hierzu stellt ihr der zuständige plastische Chirurg einige Optionen vor.
Nach eingängiger Beratung entscheidet sich Adelina Denker für eine Rekonstruktion ihrer Brust durch die sogenannte LaDo-Lappenplastik.

Erläutern Sie, was die Abkürzung LaDo bedeutet und welche Vor- und Nachteile dieser Eingriff mit sich bringt.

13.3 Krankheitsbilder und Therapie

LaDo steht für **Latissimus dorsi** und beschreibt den Wiederaufbau der Brust durch einen Haut-Muskel-Lappen, entnommen vom unteren Rücken der Patientin.

Vorteile dieser Lappenplastik sind:

- Geeignet für Sofort- oder Sekundärrekonstruktion
- Die ursprüngliche Funktion des Muskels wird von anderen Rückenmuskeln übernommen
- Keine Mikrovaskularisierung notwendig, da gestielte Lappenplastik
- Gute Operationsmethode gerade bei schlanken Patientinnen

Nachteile dieser Methode sind:

- Mögliche Bewegungseinschränkungen durch die Narbe am Rücken
- Durch eine atrophische Veränderung des M. latissimus kann sich die Form der Brust verändern
- Häufig ist ein zusätzliches Brustimplantat notwendig

13 OTA in der plastischen und Wiederherstellungschirurgie

13.4 Geräte, Materialien, Instrumente

Adelina Denker hat ein schweres Schicksal erleiden müssen. Es wurde bei ihr ein Mamma-CA diagnostiziert, weswegen ihr die linke Brust abgenommen werden musste. Jetzt ist sie jedoch tumorfrei und um sich in Zukunft wieder weiblicher zu fühlen, bekommt sie nun eine Brustrekonstruktion mit Hilfe einer Lappenplastik. Hierzu stellt ihr der zuständige plastische Chirurg einige Optionen vor. Nach eingängiger Beratung entscheidet sich Adelina Denker für eine Rekonstruktion ihrer Brust durch die sogenannte LaDo-Lappenplastik.
Bei der Vorbereitung des Eingriffs weist Sie der Operateur noch einmal ausdrücklich darauf hin, dass auf keinen Fall das Wärmemanagement vergessen werden darf.

Erklären Sie, warum dem Wärmemanagement bei solch einem Eingriff eine so hohe Bedeutung zukommt, und überlegen Sie, mit welchen Hilfsmitteln Sie hierfür idealerweise arbeiten werden.

13.4 Geräte, Materialien, Instrumente

Ein durchgängiges und adäquates Wärmemanagement ist bei einer Lappenplastik absolut erfolgsrelevant. Kommt es **durch Abkühlung zur Vasokonstriktion** im Körper, kann dies verheerende Auswirkungen auf die Durchblutung des Lappens haben, welcher während und nach der Operation lediglich von einem Gefäß mit Blut versorgt wird. Ist diese Versorgung gestört, kommt es zum Absterben des Lappens, und die OP wäre ein Misserfolg.
Angesichts der Tatsache, dass sich das OP-Gebiet über den Rücken und die Brust erstreckt, wäre ein Wärmemanagement im Vorfeld per klassischer **vorgewärmter Decke** denkbar. Intraoperativ kann Frau Denker auf einer **Ganzkörper-Wärmematte** positioniert werden und mit einer **Warmtouchdecke** über den Beinen bis zum Becken bedeckt werden. Beim Umpositionieren ist hier natürlich auf ein etwaiges Verrutschen zu achten. Darüber hinaus kann auch der **Saal aufgeheizt** werden.

13 OTA in der plastischen und Wiederherstellungschirurgie

13.5 Patientenpositionierung

Adelina Denker hat ein schweres Schicksal erleiden müssen. Es wurde bei ihr ein Mamma-CA diagnostiziert, weswegen ihr die linke Brust abgenommen werden musste. Jetzt ist sie jedoch tumorfrei und um sich in Zukunft wieder weiblicher zu fühlen, bekommt sie nun eine Brustrekonstruktion mit Hilfe einer Lappenplastik. Hierzu stellt ihr der zuständige plastische Chirurg einige Optionen vor. Nach eingängiger Beratung entscheidet sich Adelina Denker für eine Rekonstruktion ihrer Brust durch die sogenannte LaDo-Lappenplastik.
Das Empfängerareal auf Frau Denkers linker Thoraxseite wurde zunächst per Präparation vorbereitet. Nun soll das Heben des Lappens stattfinden. Dafür wird Frau Denker in die Seitenposition gebracht.

Erläutern Sie, an welchen Stellen Adelina Denker in Seitenposition am ehesten dekubitusgefährdet sein wird.

13.5 Patientenpositionierung

Die prädestinierten Stellen für einen Dekubitus in Seitenposition sind:

- Die rechte Schulter
- Der rechte Beckenanteil
- Das rechte Ohr
- Der rechte Außenknöchel und die Innenknöchel
- Die Kniegelenksinnenseiten
- Die Außenseite des rechten Knies
- Am Steißbein → bei unsachgemäßer Anbringung der Steißbeinstütze
- Im Schambereich → bei unsachgemäßer Anbringung der Schambeinstütze

MERKE

Da der Brustbereich OP-Gebiet ist, darf hier auf keinen Fall eine Seitenstütze angebracht werden! Ähnliches gilt für den Rücken. Hier muss darauf geachtet werden, die Präparation am Spenderareal nicht zu beeinträchtigen.

13 OTA in der plastischen und Wiederherstellungschirurgie

13.6 Patientenabdeckung

Adelina Denker hat ein schweres Schicksal erleiden müssen. Es wurde bei ihr ein Mamma-CA diagnostiziert, weswegen ihr die linke Brust abgenommen werden musste. Jetzt ist sie jedoch tumorfrei und um sich in Zukunft wieder weiblicher zu fühlen, bekommt sie nun eine Brustrekonstruktion mit Hilfe einer Lappenplastik. Hierzu stellt ihr der zuständige plastische Chirurg einige Optionen vor. Nach eingängiger Beratung entscheidet sich Adelina Denker für eine Rekonstruktion ihrer Brust durch die sogenannte LaDo-Lappenplastik.
Bei solchen Eingriffen kommt es häufig zu mehrfachen Umpositionierungen innerhalb der Operation.

Überlegen Sie, wie häufig Frau Denker bei diesem Eingriff umpositioniert werden wird und warum, sowie welche Abdeckmaterialien dies notwendig machen wird.

13.6 Patientenabdeckung

Frau Denker muss bei einem regelhaften Ablauf **zweimal** umpositioniert werden. Zuerst nach der Vorbereitung des Empfängerareals von der **Rückenposition in die Seitenposition** für die Lappenentnahme, dann wieder in die **halbsitzende Rückenposition** für die Rekonstruktion der Brust. Es bedarf dem zur Folge **drei Sets** mit 4-Tuch-Abdeckung. Set 1 für die Rückenposition, Set 2 für die Seitenposition und Set 3 für die halbsitzende Rückenposition.

13 OTA in der plastischen und Wiederherstellungschirurgie

13.7 OP-Verlauf

Adelina Denker hat ein schweres Schicksal erleiden müssen. Es wurde bei ihr ein Mamma-CA diagnostiziert, weswegen ihr die linke Brust abgenommen werden musste. Jetzt ist sie jedoch tumorfrei und um sich in Zukunft wieder weiblicher zu fühlen, bekommt sie nun eine Brustrekonstruktion mit Hilfe einer Lappenplastik. Hierzu stellt ihr der zuständige plastische Chirurg einige Optionen vor. Nach eingängiger Beratung entscheidet sich Adelina Denker für eine Rekonstruktion ihrer Brust durch die sogenannte LaDo-Lappenplastik.
Ihr Praxisanleiter hat Ihnen zu Übungszwecken die einzelnen OP-Schritte dieses Eingriffs zu Papier gebracht. Leider sind die Notizen durcheinandergeraten.

Ordnen Sie die folgenden OP-Schritte den passenden OP-Abschnitten (Überschriften) zu.

Heben des M.-latissimus-dorsi-Lappens:

Rekonstruktion mittels M.-latissimus-dorsi-Lappen:

- Durchzug der Muskellappenplastik durch subkutanen Tunnel in die Defektzone
- M. latissimus von der Serratus- und Teresmuskulatur abpräparieren
- N. thoracodorsalis vom Gefäßbündel ablösen und auf einer Länge von ca. 1 cm resezieren
- Fixation des muskulotendinösen Übergangs am M. teres major
- Kraniale Präparation des Muskels bis in die Achsel und Darstellung des sehnigen Ansatzes

13.7 OP-Verlauf

Heben des M.-latissimus-dorsi-Lappens:

- *Vorgezeichnete Hautinsel auf dem Rücken umschneiden*
- *Muskel in seiner ganzen Ausdehnung darstellen und ab mediokaudal von seinem Ursprung unter Mitnahme des Subkutangewebes ablösen*
- **M. latissimus von der Serratus- und Teresmuskulatur abpräparieren, kaudal nach kranial**
- **Kraniale Präparation des Muskels bis in die Achsel und Darstellung des sehnigen Ansatzes**
- *Unter Verfolgung des Serratusastes Gefäßlappenstiel aufsuchen, darstellen und schonen*
- **N. thoracodorsalis vom Gefäßbündel ablösen und auf einer Länge von ca. 1 cm resezieren**
- *Zur weiteren Mobilisation des Lappens: Ansatz am Humerus abtrennen*

Rekonstruktion mittels M.-latissimus-dorsi-Lappen:

- *Schaffen eines subkutanen Tunnels zur vorbereiteten ventralen Defektzone*
- **Durchzug der Muskellappenplastik durch subkutanen Tunnel in die Defektzone**
- *Drainageneinlage (mit Sog)*
- **Fixation des muskulotendinösen Übergangs am M. teres major**
- *Schichtweiser Wundverschluss und Verband*
- *Patientin umpositionieren und in halbsitzende Position bringen. Erneute Hautdesinfektion und sterile Abdeckung. Kittel- und Handschuhwechsel*
- *Einpassen des myokutanen Lappens in die Defekthöhle und Fixation in seiner neuen Position*
- *Einlage der Drainage (ohne Sog) und schichtweiser Wundverschluss*

14 OTA in der Neurochirurgie

14.1 Anatomie und Physiologie

Im Kopf des Menschen werden alle lebensnotwendigen Funktionen reguliert und gesteuert. Er besteht aus einem knöchernen Schädel, dieser liegt unmittelbar unter der Kopfschwarte und besteht aus 22 Knochen. Er wird in die Gesichtsschädel- und Hirnschädelknochen unterteilt. Der knöcherne Hirnschädel teilt sich in das Schädeldach und die Schädelbasis und bildet die äußere Schutzschicht des Gehirns. Das Gehirn selbst ist von drei Hirnhäuten umgeben.

Nennen Sie diese drei Hirnhäute und beschreiben Sie deren Aufgaben.

14.1 Anatomie und Physiologie

Die **Dura mater (harte Hirnhaut):** Sie ist eine sehr feste Hautschicht, die das Gehirn vor äußeren mechanischen Einflüssen schützt und bildet die Hirnsichel. Diese trennt die linke und rechte Großhirnhemisphäre voneinander.
Die **Arachnoidea (Spinnengewebshaut):** Sie bildet die mittlere Schicht der Hirnhäute und liegt der Dura mater direkt an. Die Arachnoidea ist für die Blutversorgung des Gehirns zuständig.
Die **Pia mater (weiche Hirnhaut):** Sie liegt der gesamten Oberfläche des Gehirns auf und versorgt es mit Nährstoffen.

14 OTA in der Neurochirurgie

14.2 Krankheitsbilder und Therapie

Sina Sollinsky-Schmidt ist begeisterte Radfahrerin. Sie fährt so gut wie alles mit dem Fahrrad an. Bis auf kleinere Blessuren ist ihr bis dato nichts Schlimmes passiert. Leider hatte sie dieses Mal kein Glück. An einer dichtbefahrenen Kreuzung wurde sie von einem PKW-Fahrer übersehen. Es kam zu einem Zusammenstoß. Laut Diagnose des Notarztes trug Sina ein mittelschweres Schädelhirntrauma davon. Daher ließ er sie nach der Erstversorgung in das nächste Krankenhaus transportieren.

Erläutern Sie, welche Symptome bei einem mittelschweren Schädelhirntrauma vorliegen können.

14.2 Krankheitsbilder und Therapie

Bei einem mittelschweren Schädelhirntrauma kann es zu folgenden Symptomen kommen:

- Bewusstseinsstörungen
- Pupillendifferenz (Anisokorie)
- Offensichtliche Verletzungszeichen am Kopf
- Lähmungen der Extremitäten
- Bewusstlosigkeit ≤ 30 Min.
- Bewusstseinseintrübungen

Die Symptome können reversibel, jedoch kann auch ein irreversibler Schaden entstanden sein.

14 OTA in der Neurochirurgie

14.3 Krankheitsbilder und Therapie

Sina Sollinsky-Schmidt ist begeisterte Radfahrerin. Sie fährt so gut wie alles mit dem Fahrrad an. Bis auf kleinere Blessuren ist ihr bis dato nichts Schlimmes passiert. Leider hatte sie dieses Mal kein Glück. An einer dichtbefahrenen Kreuzung wurde sie von einem PKW-Fahrer übersehen. Es kam zu einem Zusammenstoß. Laut Diagnose des Notarztes trug Sina ein mittelschweres Schädelhirntrauma davon. Daher ließ er sie nach der Erstversorgung in das nächste Krankenhaus transportieren.

Sina wurde zur Beobachtung stationär aufgenommen, um bei der Schwere ihrer Verletzungen zeitnah reagieren zu können. Vitalparameter und neurologische Funktionen werden engmaschig überwacht. Kurz nach Beginn ihres Aufenthalts kommt es allerdings zur Verschlechterung des Zustandes in Folge eines subduralen Hämatoms.

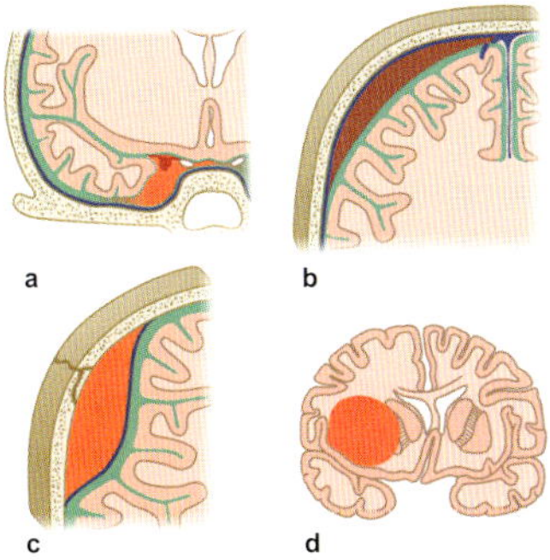

Abb. 14.1 Intrakranielle Blutungen

Entscheiden Sie, welches der folgenden Bilder zum genannten Hämatom passt.

14.3 Krankheitsbilder und Therapie

Bild b) zeigt das Krankheitsbild des subduralen Hämatoms.

a) Zeigt ein subarachnoidales Hämatom. Da sich dieses im engen Arachnoidalraum (grün) ausbreitet, ist es lokal begrenzt.
b) Zeigt ein subdurales Hämatom, da es sich unterhalb der Dura mater (blau) und oberhalb der Arachnoidea (grün) befindet. Weil der Raum zwischen den beiden Hirnhäuten sehr ausgeprägt ist, kann sich das Hämatom gut verteilen.
c) Zeigt ein epidurales Hämatom, zu erkennen daran, dass es sich oberhalb der Dura mater (blau) befindet und augenscheinlich Folge einer Schädelfraktur ist.
d) Zeigt ein intrazerebrales Hämatom, da sich der Blutungsherd lokal begrenzt im Gehirn selbst vorfindet.

14 OTA in der Neurochirurgie

14.4 Geräte, Materialien, Instrumente

Sina Sollinsky-Schmidt ist begeisterte Radfahrerin. Sie fährt so gut wie alles mit dem Fahrrad an. Bis auf kleinere Blessuren ist ihr bis dato nichts Schlimmes passiert. Leider hatte sie dieses Mal kein Glück. An einer dichtbefahrenen Kreuzung wurde sie von einem PKW-Fahrer übersehen. Es kam zu einem Zusammenstoß. Laut Diagnose des Notarztes trug Sina ein mittelschweres Schädelhirntrauma davon. Daher ließ er sie nach der Erstversorgung in das nächste Krankenhaus transportieren.
Die Verschlechterung von Sinas Zustand veranlasst die diensthabende Neurochirurgin dazu, eine umgehende Kraniotomie anzuordnen. Sofort beginnen Ihr Kollege und Sie mit den OP-Vorbereitungen und richten die notwendigen Dinge.

Erklären Sie, wofür folgende Dinge bei der Kraniotomie benötigt werden.
Trepan:
Kraniotom:
Kraniofix:
Skalpfix:
Hirnwatte:

14.4 Geräte, Materialien, Instrumente

Trepan: Ein Bohraufsatz, der per Highspeedbohrmaschine verwendet wird, um Zugangslöcher in die Schädeldecke eines Patienten zu fräsen.
Kraniotom: Elektrische Säge für den Schädelknochen. Wird verwendet, um ein Stück Schädeldecke entlang der Trepan-Bohrlöcher auszusägen.
Kraniofix: Ein Verschlusssystem bestehend aus metallenen Klammern, verbunden über eine Schraube. Das System wird verwendet, um ein entferntes Stück Schädelknochen wieder zu implantieren.
Skalpfix: Kunststoffklemmen zur Blutstillung der Schnittränder an der inzidierten Kopfschwarte.
Hirnwatte: Verbandsmaterialien zur intraoperativen Blutstillung am Gehirn und Abdecken der freiliegenden Gehirnmasse.

14 OTA in der Neurochirurgie

14.5 Patientenpositionierung

Sina Sollinsky-Schmidt ist begeisterte Radfahrerin. Sie fährt so gut wie alles mit dem Fahrrad an. Bis auf kleinere Blessuren ist ihr bis dato nichts Schlimmes passiert. Leider hatte sie dieses Mal kein Glück. An einer dichtbefahrenen Kreuzung wurde sie von einem PKW-Fahrer übersehen. Es kam zu einem Zusammenstoß. Laut Diagnose des Notarztes trug Sina ein mittelschweres Schädelhirntrauma davon. Daher ließ er sie nach der Erstversorgung in das nächste Krankenhaus transportieren.
Die Verschlechterung von Sinas Zustand veranlasst die diensthabende Neurochirurgin dazu, eine umgehende Kraniotomie anzuordnen. Sofort beginnen Ihr Kollege und Sie mit den OP-Vorbereitungen und richten die notwendigen Dinge.
Für die Positionierung von Sina zur OP bereitet Ihr Kollege das auf dem Bild zu sehende Hilfsmittel vor.

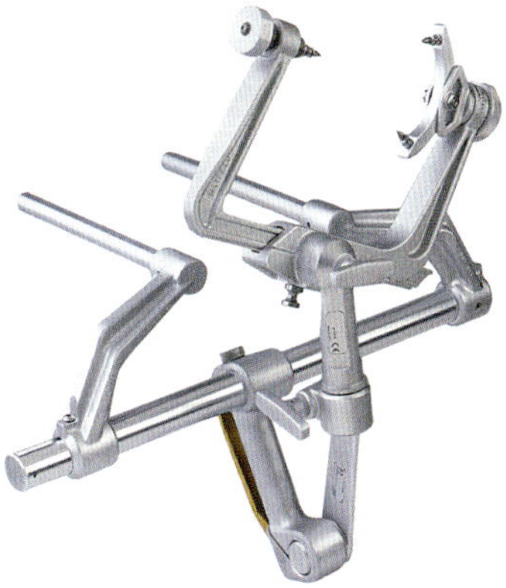

Abb. 14.2 Positionierungshilfsmittel der Neurochirurgie [E846-017]

Erklären Sie, um was es sich bei dem auf dem Bild zu sehenden Hilfsmittel handelt, wofür es zur Anwendung kommt und worauf dabei zu achten ist.

14.5 Patientenpositionierung

Es handelt sich bei dem gezeigten Hilfsmittel um die sogenannte **Mayfield-Klemme**. Diese sorgt für eine feste Fixierung des Kopfes ohne Bewegungsspielraum.
Die Mayfield-Klemme ist eine Dreipunktfixationsklemme für die Schädelkalotte. Durch die Fixierungspunkte kann der Kopf in verschiedene Richtungen positioniert und dadurch ein guter Zugang zum Operationsgebiet ermöglicht werden.
Die Mayfield-Klemme bringt der Operateur in der Regel immer selbst unmittelbar vor der Operation an.

14 OTA in der Neurochirurgie

14.6 OP-Verlauf

Sina Sollinsky-Schmidt ist begeisterte Radfahrerin. Sie fährt so gut wie alles mit dem Fahrrad an. Bis auf kleinere Blessuren ist ihr bis dato nichts Schlimmes passiert. Leider hatte sie dieses Mal kein Glück. An einer dichtbefahrenen Kreuzung wurde sie von einem PKW-Fahrer übersehen. Es kam zu einem Zusammenstoß. Laut Diagnose des Notarztes trug Sina ein mittelschweres Schädelhirntrauma davon. Daher ließ er sie nach der Erstversorgung in das nächste Krankenhaus transportieren.
Die Verschlechterung von Sinas Zustand veranlasst die diensthabende Neurochirurgin dazu, eine umgehende Kraniotomie anzuordnen. Umgehend beginnen ihr Kollege und Sie mit den OP-Vorbereitungen und richten die notwendigen Dinge.
Im Rahmen der anstehenden Operation wird Sina ein Stück Schädeldecke entnommen, um das diagnostizierte Hämatom auszuräumen. Hierzu gibt es zwei mögliche Verfahren.

Benennen Sie die zwei möglichen Verfahren der Kraniotomie und erläutern Sie, wie diese ablaufen.

14.6 OP-Verlauf

Bei der Kraniotomie wird unterschieden zwischen:

- **Osteoplastische Kraniotomie:** Dabei wird postoperativ nicht mit einer Hirnschwellung gerechnet und der entfernte Schädeldeckel am OP-Ende wieder implantiert und mit Miniplatten oder Kraniofix fixiert.
- **Osteoklastische Kraniotomie bzw. Kraniektomie:** Der entfernte Schädeldeckel wird am Ende der Operation nicht wieder implantiert, da es postoperativ zu einer Hirnschwellung kommen kann. Der Schädeldeckel wird in das abdominelle Subkutangewebe der Patientin eingenäht und zu einem späteren Zeitpunkt in einer zweiten Operation wieder reimplantiert.

15 OTA in der Kinderchirurgie

15.1 Anatomie und Physiologie

Die Kinderchirurgie sieht sich mit einem heranwachsenden und sich entwickelnden Organismus konfrontiert, der besondere Gegebenheiten mitbringt und auf dessen besondere Beschaffenheit sich alle Mitarbeitenden einstellen müssen, um ein adäquates Ergebnis bei OPs zu erzielen.

Leiten Sie aus den folgenden Aussagen Verfahrenshinweise für Ihre Tätigkeit als OTA ab.

Statur: Das Verhältnis von Körperlänge zu Kopfhöhe beträgt bei einem gesunden Neugeborenen 4:1, während es bei einem erwachsenen Menschen i. d. R. bei 8:1 liegt. Mit dem Wachstum gleicht sich dieses Verhältnis an.

Knochenstruktur: Die Knochen eines Kindes sind weicher, biegsamer und noch nicht stabilisiert. Darüber hinaus besitzen sie knorpelige Wachstumsfugen zwischen Knochenschaft und Gelenkbereich.

Sprache: Das Neugeborene beginnt i. d. R. mit ca. 3 Monate zu plaudern bzw. zu brabbeln, jedoch ein gezieltes, sinnhaftes Bilden von Wörtern beginnt häufig erst frühestens mit 10–11 Monaten. Mehrwortsätze (3–5 Wörter) entwickeln sich dann frühestens im Alter von ungefähr 23 Monaten. Mit 7 Monaten beginnt das Verstehen von 10 Wörtern. Im Alter von einem Jahr beginnen Kinder bereits, bis zu 100 Wörter zu verstehen. Ab dem 1. Lebensjahr sind Kinder dann mitunter in der Lage, auf benannte Körperteile zu zeigen, Bilder zu erkennen und einfache Aufforderungen zu verstehen. Fähigkeiten, die jedes gesunde Kind i. d. R. bis vor Vollendung des 2. Lebensjahr erlangt hat.

15.1 Anatomie und Physiologie

Verhaltenshinweis zu der Statur: Da die Wachstumsgeschwindigkeit bei jedem Menschen individuell verläuft und ebenso von allgemeinen Lebensstandards abhängig ist, müssen sich Mitarbeitende der Kinderchirurgie darauf einstellen, dass es keinen feststehenden Zusammenhang zwischen Alter und Körperbau gibt.

Verhaltenshinweis zu der Knochenstruktur: Diese Sachverhalte bedeuten, dass die Skelettstruktur eines Kindes noch sehr sensibel auf Krafteinwirkungen reagiert sowie leichter unnatürlich formbar und beweglich ist.

Verhaltenshinweis zu der Sprache: Dies bedeutet, dass gerade im Umgang mit Kindern bis zum 2. Lebensjahr viel Kommunikation nonverbal über das Zeigen und Berühren erfolgen muss, um sie adäquat während ihres Aufenthalts im OP zu begleiten und zu betreuen.

15 OTA in der Kinderchirurgie

15.2 Krankheitsbilder und Therapie

Der kleine Jonas Brunken ist wegen immer wieder auftretender Obstipationen, welche sich nur durch manuelle Manipulation auflösen ließen, von seiner Mutter zum Kinderarzt gebracht worden. Dieser untersuchte ihn eingängig und stellte daraufhin die Diagnose Morbus Hirschsprung, weswegen Jonas nun zu Ihnen in den OP gekommen ist.

Erläutern Sie die Pathogenese dieses Krankheitsbildes und nennen Sie die Therapiemöglichkeiten.

15.2 Krankheitsbilder und Therapie

Durch das Fehlen der Ganglienzellen ist der Darm im betroffenen Abschnitt nicht mehr in der Lage zu erschlaffen, wie es für die Peristaltik notwendig wäre. Es kommt also zu einer Engstellung des betroffenen Areals. Nachfolgend kommt es zu einer Dilatation der prästenotischen Darmanteile, welche sich schließlich als sog. Megakolon darstellen.
Therapeutisch kann dieses Krankheitsbild lediglich operativ behandelt werden. Je nach klinischem Bild wird hierbei ein primärer transanaler, **endorektaler Durchzug nach De la Torre** durchgeführt oder dieser Operation eine **Stomaanlage** vorangestellt, um die klinische Situation (Gewicht und allgemeine Entwicklung des Kindes) zunächst zu stabilisieren. Der endorektale Durchzug nach De la Torre würde schließlich im Alter von etwa 3 Monaten erfolgen.

15 OTA in der Kinderchirurgie

15.3 Geräte, Materialien, Instrumente

Der kleine Jonas Brunken ist wegen immer wieder auftretender Obstipationen, welche sich nur durch manuelle Manipulation auflösen ließen, von seiner Mutter zum Kinderarzt gebracht worden. Dieser untersuchte ihn eingängig und stellte daraufhin die Diagnose Morbus Hirschsprung, weswegen Jonas nun zu Ihnen in den OP gekommen ist.
Jonas wird von Ihnen in den OP-Saal gebracht, wo er seine Narkose und anschließend die Positionierung bekommen wird. Auf dem Weg dorthin begegnet Ihnen der Chirurg, der Sie eindringlich darum bittet, auf das Wärmemanagement zu achten, da Jonas erst 3 Monate alt ist.

Erklären Sie, warum bei Kindern ein konsequentes Wärmemanagement unablässig ist und nennen Sie Möglichkeiten, dieses zu gewährleisten.

15.3 Geräte, Materialien, Instrumente

Bei einem Neugeborenen ist die Fähigkeit zur Homöothermie noch nicht voll entwickelt. Es fällt ihm demnach schwerer, die eigene Temperatur zu halten und Temperaturschwankungen der Umwelt entgegenzuwirken. Daher ist es unablässig, die Umgebungstemperatur entsprechend hochzuhalten, sodass der Körper des Kindes möglichst wenig Energie zur Wärmeproduktion benötigt. Kälte führt beim menschlichen Körper zu einer Steigerung des Stoffwechsels und damit zu einem erhöhten Bedarf an Sauerstoff.
Als Maßnahmen sollten die konsequente Verwendung von **Warm-Touch-Decken** und **Wärmematten**, auch präoperativ (Stichwort: **Prewarming**), sowie die **Erhöhung der Saaltemperatur**, in diesem Fall von **min. 28 °C**, ergriffen werden. Darüber hinaus sollte ein **Vorwärmen von Infusionen und** anderen benötigten **Flüssigkeiten** angestrebt werden, bevor diese dem kindlichen Körper zugeführt werden.

15 OTA in der Kinderchirurgie

15.4 Geräte, Materialien, Instrumente

Der kleine Jonas Brunken ist wegen immer wieder auftretender Obstipationen, welche sich nur durch manuelle Manipulation auflösen ließen, von seiner Mutter zum Kinderarzt gebracht worden. Dieser untersuchte ihn eingängig und stellte daraufhin die Diagnose Morbus Hirschsprung, weswegen Jonas nun zu Ihnen in den OP gekommen ist.
Im OP: Nachdem Sie Jonas der Anästhesie für die Narkose übergeben haben, widmen Sie sich mit Ihrer Kollegin zusammen der Saalvorbereitung für den bevorstehenden endorektalen Durchzug nach De la Torre.

Überlegen Sie, welche medizinisch-technischen Geräte Sie für diesen Eingriff im Saal bereitstellen müssen.

15.4 Geräte, Materialien, Instrumente

Da es sich bei diesem Eingriff um einen laparoskopisch assistierten Eingriff handelt, werden insgesamt folgende Geräte benötigt:

- OP-Leuchten
- HF-Gerät
- Sauger
- Laparoskopieturm mit:
  - Monitor
  - Kaltlichtquelle
  - Spülung
  - PC und Speichermedium
  - Kamera
  - CO^2-Insufflator

15 OTA in der Kinderchirurgie

15.5 Patientenpositionierung

Der kleine Jonas Brunken ist wegen immer wieder auftretender Obstipationen, welche sich nur durch manuelle Manipulation auflösen ließen, von seiner Mutter zum Kinderarzt gebracht worden. Dieser untersuchte ihn eingängig und stellte daraufhin die Diagnose Morbus Hirschsprung, weswegen Jonas nun zu Ihnen in den OP gekommen ist.
Im OP: Der Saal ist vorbereitet und die Narkose von Jonas steht. Sie sind nun an der Reihe, Jonas für den bevorstehenden Eingriff zu positionieren.

Überlegen Sie, welchen Einfluss folgende Gegebenheiten des Kindes auf Ihr Positionierungsvorgehen für die OP nehmen.
Knochenstruktur:
Statur:
Motorik:

15.5 Patientenpositionierung

Knochenstruktur: Im Gegensatz zum erwachsenen Menschen ist die Wirbelsäule eines Kindes noch relativ steil und nicht doppel-s-förmig gebogen ist. So ist sowohl die steilere Form der Wirbelsäule als auch die empfindlichere Knochenstruktur bei der Auswahl und Anlage von Positionen und Hilfsmitteln zwingend zu beachten. Polsterungen die bei einem Erwachsenen funktionieren, müssen nicht automatisch auch bei einem Kleinkind funktionieren.
Statur: Bei kinderchirurgischen Patientinnen und Patienten kann die schmale und kleine Statur dazu führen, dass das Kind weit an den Operateur herangezogen werden muss, damit dieser seine Arbeit kinästhetisch vollziehen kann.
Motorik: Eine ausreichende Kopf- und Körperhaltung entwickelt sich in den ersten 6 Lebensmonaten. Das eigenständige Sitzen beherrscht ein Kind i. d. R. mit etwa 9 Monaten. Dies bedeutet z. B., dass bei Neugeborenen das Aufsitzen wegen der noch schwachen Kopfkontrolle nicht zu empfehlen ist. Ein stabiler Gleichgewichtssinn beim Menschen hat sich i. d. R. erst zu Beginn des Schulalters etabliert.

15 OTA in der Kinderchirurgie

15.6 Patientenabdeckung

Der kleine Jonas Brunken ist wegen immer wieder auftretender Obstipationen, welche sich nur durch manuelle Manipulation auflösen ließen, von seiner Mutter zum Kinderarzt gebracht worden. Dieser untersuchte ihn eingängig und stellte daraufhin die Diagnose Morbus Hirschsprung, weswegen Jonas nun zu Ihnen in den OP gekommen ist.
Im OP: Nach der erfolgreichen Positionierung des kleinen Jonas wird dieser desinfiziert und ordnungsgemäß abgedeckt.

Überlegen Sie, was im Falle von Kleinkindern wie Jonas bei der Auswahl der Abdeckung bedacht werden sollte.

15.6 Patientenabdeckung

Grundsätzlich wird bei den Abdeckungsmodalitäten nach dem Prinzip der chirurgischen 4-Tuch-Abdeckung verfahren. Hierbei sind jedoch zwei Dinge zu berücksichtigen.
Zum einen müssen die Tücher bei weitem **nicht so großflächig** sein wie bei erwachsenen Patientinnen und Patienten und zum anderen bedürfen sie **keiner solch großen Klebefläche**. Ganz im Gegenteil kann gerade bei Letzterem eine zu große Klebefläche zu vermeidbaren Verletzungen der empfindlichen Kinderhaut führen. Aus diesen Gründen empfiehlt sich daher besonders bei Säuglingen und Kleinkindern das Zurückgreifen auf spezielle Abdecksysteme bzw. -sets, die explizit für Kinder hergestellt werden. Hierbei wird besonders darauf geachtet, dass die Klebefläche dem Alter entsprechend nicht zu klein und nicht zu groß ist, dass die Inhaltsstoffe hypoallergen sind, sowie darauf, dass die Tücher eine ausreichende Größe haben, aber nicht zu üppig ausfallen. Denn auf zu große Tücher kann während des Eingriffs getreten werden, wodurch diese eventuell unsachgemäß vom Patientenkörper gezogen werden und damit ein größeres Risiko für die Sterilität darstellen.

15 OTA in der Kinderchirurgie

15.7 OP-Verlauf

Der kleine Jonas Brunken ist wegen immer wieder auftretender Obstipationen, welche sich nur durch manuelle Manipulation auflösen ließen, von seiner Mutter zum Kinderarzt gebracht worden. Dieser untersuchte ihn eingängig und stellte daraufhin die Diagnose Morbus Hirschsprung, weswegen Jonas nun zu Ihnen in den OP gekommen ist.

Bringen Sie die folgenden OP-Schritte in die richtige Reihenfolge (1–12) und ordnen Sie diese dem richtigen OP-Abschnitt zu.

Präparation:

- ☐ Temporärer Bauchdeckenverschluss mittels fortlaufender Prolene-Naht
- ☐ Resektion des aganglionären Darmabschnitts vor dem Anus bis zur Biopsiestelle
- ☐ Umpositionierung des Patienten in Steinschnittlage
- ☐ Zuwenden zum abdominellen Situs, Spülung
- ☐ Einbringen von Seidenhaltefäden und Eröffnen der rektalen Schleimhaut
- ☐ Präparation von Mukosa und Submukosa, dann Durchtrennung der Muscularis
- ☐ Erneute Exploration des abdominalen Zugangs

Rekonstruktion:

- ☐ Von Biopsiestelle aus Skelettierung des Mesos mittels Overholt-Schlägen bis zum Übergang der peritonealen Umschlagfalte
- ☐ Umschlagfalte vorsichtig durchtrennen und das Präparat transanal durchziehen

- ☐ Schrittweise Präparation und Mobilisation des Rektums
- ☐ Anastomose mittels Vicryl-Einzelknopfnähten
- ☐ Schichtweiser Bauchdeckenverschluss

16 OTA in der Augenheilkunde

16.1 Anatomie und Physiologie

Das Auge ist das wichtigste Sinnesorgan des Menschen. Es liefert uns rund 80 % der Wahrnehmungsinformationen.

Füllen Sie die Lücken im Text, um eine korrekte Beschreibung der Physiologie des Sehens zu erhalten.

Das Auge nimmt Licht von allen Seiten aus der Umwelt war. Dieses Licht trifft zunächst auf die __________.

Die dahinter liegende __________ reguliert durch Verengung und Erweiterung der __________ die Anzahl der einfallenden Lichtstrahlen. Dies geschieht unwillkürlich, je nach Menge der einfallenden Lichtstrahlen und nennt sich __________ oder Adaption. Hinter diesen beiden Strukturen befindet sich die __________. Diese bündelt die Lichtstrahlen weiter und kann durch Formveränderung (Stärke der Wölbung) das Bild in der Nähe bzw. Ferne „scharf stellen". Diese Fähigkeit zur Varianz der Brechkraft nennt sich __________.

Schließlich treffen die Lichtstrahlen auf der __________ auf. Die gebündelten Lichtstrahlen vereinen sich dabei an der Stelle des schärfsten Sehens, der __________. Hier sind die __________, die für das Farbsehen verantwortlich sind, besonders dicht angeordnet. Die __________, die das Hell-Dunkel-Sehen ermöglichen, finden sich gemeinsam mit den ____________________ an den anderen Stellen der __________ wieder. Gemeinsam wandeln sie den Lichtreiz in elektrische Impulse um. Über den __________ wird der so entstandene Reiz an das Großhirn weitergeleitet und dort in der __________ verarbeitet. So entsteht ein Bild.

Akkommodation, Cornea, Linse, Makula, Retina, Retina, Pupille, Pupillenreflex, Iris, N. opticus, Sehrinde, Stäbchen-Sehzellen, Zapfen-Sehzellen, Zapfen-Sehzellen

16 OTA in der Augenheilkunde

16.2 Krankheitsbilder und Therapie

Erwina Schmidt beklagt seit längerem, dass sie immer mehr Probleme beim Sehen bekomme und auch ihre Brille, die sie seit Jahren trägt, nicht mehr zu helfen scheine. Ihre Augenärztin stellt nach eingängiger Untersuchung einen fortschreitenden Grauen Star fest und empfiehlt ihr eine Kataraktextraktion.

Beschreiben Sie die Pathogenese samt Ursachen des sogenannten Grauen Stars (Katarakt) und nennen Sie die typischen Symptome.

16.2 Krankheitsbilder und Therapie

Der Graue Star oder auch Katarakt beschreibt das **Eintrüben der Linse** so weit, dass ihre Durchsichtigkeit beeinträchtigt ist. Die deutlich häufigste Form ist der altersbedingte Star. **Weitere Ursachen** sind Allgemeinkrankheiten, Medikamenteneinnahme (z. B. langfristige Kortisoneinnahme), Verletzungen und andere Erkrankungen oder Operationen am Auge. Auch eine angeborene Katarakt durch Vererbung oder frühembryonale Schädigung ist möglich.

Typische Symptome sind:

- Veränderte Farbwahrnehmung
- Abnahme der Sehschärfe (Visus)
- Blendungsgefühl vor allem in der Dunkelheit

16 OTA in der Augenheilkunde

16.3 Geräte, Materialien, Instrumente

Erwina Schmidt beklagt seit längerem, dass sie immer mehr Probleme beim Sehen bekomme und auch ihre Brille, die sie seit Jahren trägt, nicht mehr zu helfen scheine. Ihre Augenärztin stellt nach eingängiger Untersuchung einen fortschreitenden Grauen Star fest und empfiehlt ihr eine Kataraktextraktion.

Heute ist der Tag der Operation für Frau Schmidt. Wie üblich werden beide Augen im zweizeitigen Verfahren operiert, sodass die Patientin postoperativ nicht temporär durch die Verbände vollkommen blind ist. Sie bereiten zusammen mit Ihrem Kollegen die Sterilgüter und Geräte für den bevorstehenden Eingriff vor. Hierzu gehört auch das Vorbereiten des Implantats, der künstlichen Linse, welche anstelle der eingetrübten eigenen Linse implantiert wird.

Erläutern Sie den Aufbau und die Funktion der zu implantierenden Kunstlinse.

16.3 Geräte, Materialien, Instrumente

Die Kunstlinse oder intraokulare Linse besteht überwiegend aus hydrophilem oder hydrophobem Acrylat und ist aus einem Stück oder mehreren Teilen gefertigt. Sie hat einen optischen und einen haptischen Teil. Durch unterschiedliche Formen wird sie auf verschiedene Weise im Auge befestigt. Eine bestimmte Dioptrie im optischen Teil ersetzt die Brechkraft der eigenen Linse. Sonderanfertigungen gleichen zusätzlich Hornhautverkrümmungen aus oder besitzen ähnlich einer Gleitsichtbrille verschiedene Fokussierungsbereiche.

16 OTA in der Augenheilkunde

16.4 Geräte, Materialien, Instrumente

Erwina Schmidt beklagt seit längerem, dass sie immer mehr Probleme beim Sehen bekomme und auch ihre Brille, die sie seit Jahren trägt, nicht mehr zu helfen scheine. Ihre Augenärztin stellt nach eingängiger Untersuchung einen fortschreitenden Grauen Star fest und empfiehlt ihr eine Kataraktextraktion.

Im OP: Nachdem alle benötigten Artikel und Geräte vorbereitet sind, vollziehen Sie die chirurgische Händedesinfektion und bereiten die Instrumentation des bevorstehenden Eingriffs an Frau Schmidt vor.

Benennen Sie die auf Ihrem Instrumentiertisch befindlichen Instrumente, welche die folgende Abbildung zeigt.

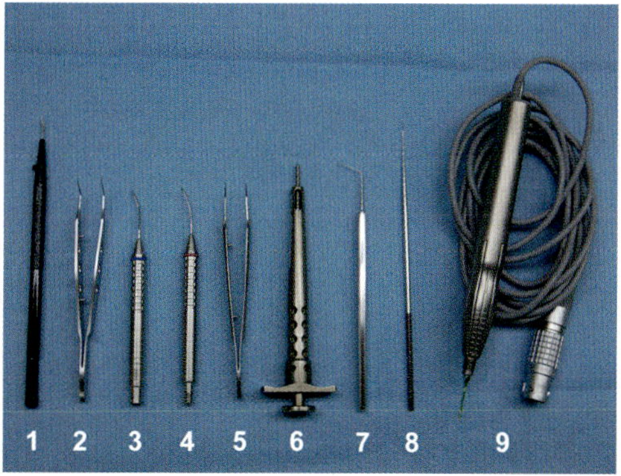

Abb. 16.1 Instrumente der extrakapsulären Kataraktextraktion [P1298]

16.4 Geräte, Materialien, Instrumente

Lösung:

1. Parazentese-Messer
2. Kapsulorhexispinzette
3. Spülhandgriff
4. Saughandgriff
5. Anatomische abgewinkelte Fadenpinzette
6. Shooter
7. Phakospatel
8. Repositionshäkchen
9. Ultraschallhandstück

16 OTA in der Augenheilkunde

16.5 Patientenpositionierung und Anästhesie

Erwina Schmidt beklagt seit längerem, dass sie immer mehr Probleme beim Sehen bekomme und auch ihre Brille, die sie seit Jahren trägt, nicht mehr zu helfen scheine. Ihre Augenärztin stellt nach eingängiger Untersuchung einen fortschreitenden Grauen Star fest und empfiehlt ihr eine Kataraktextraktion.
Im OP: Eine entspannte Positionierung spielt v. a. bei Operationen in Lokalanästhesie eine entscheidende Rolle, um plötzliche Bewegungen des Patienten während der Operation zu vermeiden. Ein Gurt in Höhe der Oberschenkel der Patientin sichert diese auf der OP-Liege. Frau Schmidt erfährt durch Ihren Kollegen eine adäquate Positionierung, bevor die Lokalanästhesie zum Einsatz kommt.

Erläutern Sie kurz das Vorgehen bei folgenden Anästhesieverfahren und entscheiden Sie, welches dieser Verfahren für Frau Schmidt idealerweise in Frage kommt.
Tropfanästhesie:
Infiltrationsanästhesie:
Retrobulbäranästhesie:
Vollnarkose:

16.5 Patientenpositionierung und Anästhesie

Tropfanästhesie: Oberflächenbetäubung der Cornea mittels Augentropfen. Schaltet Schmerzempfinden aus. Berührungen oder leichtes Druckgefühl werden wahrgenommen.
Infiltrationsanästhesie: Einspritzung eines Lokalanästhetikums in das OP-Gebiet. Zusatz von Adrenalin sorgt für zusätzliche Blutstillung.
Retrobulbäranästhesie: Wird hinter den Bulbus oculi gespritzt. Betäubt alle Strukturen des Auges. Keine Augenbewegung mehr möglich. Einstichstelle: am Unterlid zwischen Bulbus oculi und Orbitakante.
Vollnarkose: Schaltet Sensorik und Motorik aus. Die Patientin ist nicht bei Bewusstsein und schläft einen medikamenteninduzierten Schlaf, ohne sich bewegen oder auf Schmerzreize reagieren zu können. Geeignet bei zu erwartenden Komplikationen (Angstsymptomatik oder Vorerkrankungen), die ein ruhiges Liegen während der OP nicht ermöglichen.
Für Frau Schmidts OP ist **die Tropfanästhesie** ausreichend, da lediglich die Cornea eingeschnitten wird; ist mit Komplikationen zu rechnen, sollte auf eine **Vollnarkose** ausgewichen werden.

MERKE

Die meisten OPs werden in lokaler Betäubung durchgeführt. Dies erfordert ein hohes Maß an Empathie und Aufmerksamkeit. Ängste zu nehmen und für Wohlbefinden bei Patienten zu sorgen, kann auch zu einem schnelleren und besseren OP-Verlauf führen.

16 OTA in der Augenheilkunde

16.6 OP-Verlauf

Erwina Schmidt beklagt seit längerem, dass sie immer mehr Probleme beim Sehen bekomme und auch ihre Brille, die sie seit Jahren trägt, nicht mehr zu helfen scheine. Ihre Augenärztin stellt nach eingängiger Untersuchung einen fortschreitenden Grauen Star fest und empfiehlt ihr eine Kataraktextraktion.
Im OP: Noch während der Wartezeit auf die Operateurin unterhalten Sie sich ein wenig mit Frau Schmidt, um sie von der bevorstehenden Operation abzulenken. Innerhalb des Gesprächs fragt Frau Schmidt Sie, wie die Entfernung ihrer Linse denn ablaufen wird.

Nennen Sie die wichtigsten OP-Schritte der Präparation bei einer extrakapsulären Katarakt-extraktion.

16.6 OP-Verlauf

Präparation:

- **Kapsulorhexis:** kreisrunde Eröffnung der vorderen Linsenkapsel mit einer speziellen Pinzette
- **Hydrodissektion:** Linsenkern wird mittels Flüssigkeit vom Kapselsack gelöst
- **Phakoemulsifikation:** gleichzeitiges Zertrümmern und Absaugen des Linsenkerns mit Ultraschall
- **Absaugen** der Rindenreste mit Spül-Saug-Verfahren

17 OTA in der Ex- und Transplantationschirurgie

17.1 Besonderheiten von Ex- und Transplantationen

Eine entscheidende Besonderheit, gerade bei der Explantation, stellen die Behandlung und der Umgang seitens der OTA mit dem spendenden Patienten dar. So gibt es zum einen freiwillige Lebendspender aber auch Spender, welche dem unausweichlichen Tode entgegen sehen und nur noch durch Maschinen am Leben gehalten werden.

Beschreiben Sie, wie sich im Umgang mit sterbenden bzw. toten Organspendern zu verhalten ist.

17.1 Besonderheiten von Ex- und Transplantationen

- Bei der Positionierung dieser Patienten ist die Sorge um Gewebsschädigungen o. Ä. zweitrangig.
- Auch der tote Mensch hat ein Anrecht darauf, würdevoll behandelt zu werden.
- Wahrung der Intimsphäre und Zudecken des toten Patienten nach Ende der OP, bevor dieser ausgeschleust wird.
- Schnittführungen werden sorgfältig und angemessen vollzogen, wie bei einem lebenden Patienten.
- Man spricht auch hier von dem Patienten als Mensch, nicht als Sache.
- Zuschauer sind nur zugelassen, wenn es zwingend erforderlich ist.

17 OTA in der Ex- und Transplantationschirurgie

17.2 Einstellung und Erwartungshaltung der OTA

Dieser Tätigkeitsbereich als berufliches Handeln zur Umsetzung der Organspende ist ein wichtiger Bestandteil, wenn es darum geht, menschliches Leben zu retten und zu verlängern. Jede erfolgreiche Transplantation kann die beteiligte OTA stolz machen und mit Freude erfüllen, da sie dazu beigetragen hat, einem sterbenden Menschen mitunter ein neues Leben, eine zweite Chance geschenkt zu haben. Eine Explantation kann die OTA aber auch emotional schwer belasten, aktiv an dem endgültigen Tod eines Menschen beteiligt gewesen zu sein. Das Beisein in solchen Situationen kann Spuren hinterlassen, die man als Pflegekraft nicht in der Lage ist, selbst zu bewältigen und auch nicht muss.

Erläutern Sie, welche Punkte Sie als OTA vor der Teilnahme an einer Ex- oder Transplantation für sich überprüfen sollten.

17.2 Einstellung und Erwartungshaltung der OTA

- Die Teilnahme sollte niemals erzwungen werden, sie geschieht immer freiwillig.
- Einmal teilgenommen heißt nicht automatisch, dass OTAs immer teilnehmen müssen. Nein sagen ist immer eine Option.
- Die Entscheidung zur Teilnahme sollte und darf immer differenziert in Abhängigkeit vom Alter des Spenders getroffen werden (Kind oder Erwachsener?)
- Teilnahme an einer Explantation ist keine Frage des Heldentums. Es ist eine Frage der persönlichen Widerstandsressourcen und der Belastbarkeit.
- Explantationen sollten nie als Sensation oder besonderer Kick betrachtet werden, den es zu erleben gilt.
- Eine Explantation fühlt sich intraoperativ nicht als etwas Positives und Gutes an. Das Gefühl, etwas Gutes getan zu haben, stellt sich, wenn überhaupt, erst bei Erhalt der Rückmeldung durch das Transplantationsteam ein.
- Die Explantation und der damit verbundene Tod eines Menschen dürfen der OTA nahegehen und sie beschäftigen.

18 Diagnostik und Therapie in der Ambulanz/Notfallaufnahme

18.1 Zentrale Notaufnahme (ZNA)

Moderne ZNA stellen heute die zentrale Anlaufstelle für alle Notfallpatienten und Rettungsdienste in Krankenhäusern dar. Sie sind die Weiterentwicklung einer ehemaligen Vielzahl einzelner fachspezifischer Notaufnahmen in vielen Kliniken, da sie eine Reihe von Vorteilen bieten: Für Patientinnen und Patienten mit oft mehrdeutigen Beschwerden können dort ohne unnötiges Herumirren die weiteren Weichen der Behandlung gestellt werden. Es findet sich dort räumlich konzentriert eine Vielzahl von notfallmedizinisch geschultem Personal, sodass dadurch die Behandlungsabläufe und Ressourcen gebündelt und nicht zuletzt ökonomische Vorteile ausgenutzt werden. Obgleich es eine Vielzahl von denkbaren Bauplänen einer ZNA gibt, finden sich bestimmte Räumlichkeiten in den meisten Notaufnahmen.

Erläutern Sie, aus welchen baulichen Komponenten eine ZNA in der Regel besteht und worauf beim Bau zu achten ist.

18.1 Zentrale Notaufnahme (ZNA)

Baulich entscheidend für eine Notaufnahme ist deren zentrale Lage. Sie ist meist ebenerdig und sollte über kurze Wege ungehindert von den Patienten erreicht werden können. Die **Zufahrten für den Rettungsdienst** sind zur komfortablen Patiententladung vor Witterungseinflüssen geschützt angelegt. Die **Zugänge** für **gehfähige Patienten** und **Liegendtransporte** durch den Rettungsdienst sind aus logistischen und abschirmenden Gründen meist getrennt. Die Position und Ausrichtung des **Landeplatzes für Rettungshubschrauber** befindet sich neben dem Krankenhaus oder auf dessen Dach. Bauliche Komponenten einer ZNA:

- **Isoliereinheit** für potenziell infektiöse Patienten, **Schockraum** für Notfallpatienten
- Ein **Computertomografie-Scanner** (CT) im oder direkt neben dem Schockraum
- Mehrere **Eingriffsräume** für kleinere operative Notfalleingriffe
- Mehrere **Behandlungsräume** zur Diagnostik und Therapie von Beschwerden
- **Röntgen- und Durchleuchtungsraum** in unmittelbarer Nähe

Möglichst **kurze Wege zu Labor und Blutbank** sind ebenso wünschenswert wie die häufige Einrichtung einer Beobachtungsstation bzw. **Decision-Unit** für die überbrückende Beobachtung oder Überwachung von Notfallpatienten.

MERKE

Neben einer sinnvollen Anordnung der vielen erforderlichen Räumlichkeiten ist auf eine behindertengerechte Bauweise und natürlich auf eine hygienisch einwandfreie Bauplanung zu achten. Böden und Wände müssen adäquat gesäubert und desinfiziert werden können.

18 Diagnostik und Therapie in der Ambulanz/Notfallaufnahme

18.2 Betreuung von Notfallpatienten

Im Falle von Notfallpatienten wird die Untersuchung und Behandlung innerhalb der Zentralen Notfallaufnahme anhand des sogenannten ABCDE-Schemas vorgenommen.

Erläutern Sie, wofür die Buchstaben ABCDE dieses Schemas stehen.

18.2 Betreuung von Notfallpatienten

Die Auflistung, die aus dem Englischen stammt, lautet:
A = Airway (Atemweg): Es wird hierbei darauf geachtet, ob der Atemweg frei und nicht verlegt ist.
B = Breathing (Atmung): Hier erfolgt die Untersuchung der Atemmechanik und des Gasaustausches. Störungen können durch Sauerstoffgabe, Beatmung oder ggf. Einlage einer Thoraxdrainage behandelt werden.
C = Circulation (Kreislauf): Unter diesem Punkt ist das Prüfen der Funktionstüchtigkeit des Herz-Kreislauf-Systems zu verstehen. Einen ersten Aufschluss über das Herz-Kreislauf-System des Patienten ergibt das Registrieren der Hautfarbe (Blässe?) und das Vorliegen äußerer Blutungen. Über das Pulstasten und Blutdruckmessen kann die Kreislauffunktion quantifiziert werden.
D = Disability (Neurologischer Status): Mithilfe des Glasgow Coma Scores wird das Bewusstsein des Patienten beurteilt, um über die Untersuchung der Pupillen (Pupillendifferenz) erste Hinweise auf eine mögliche intrakranielle Blutung erhalten. Bei einem wachen Patienten kann auch die Sensibilität und Motorik differenzierter untersucht werden.
E = Exposure/Environment (Entkleiden/Wärmeerhalt): Schließlich erfolgt das vollständige Entkleiden und Ganzkörperuntersuchung des Traumapatienten, wobei der Rücken nicht vergessen werden darf.

18 Diagnostik und Therapie in der Ambulanz/Notfallaufnahme

18.3 Pharmakologie in der ZNA

Arzneimittel haben in der Notaufnahme eine große praktische Relevanz, da einerseits viele Patientinnen und Patienten bereits eine Dauermedikation einnehmen, andererseits häufig hochpotente Medikamente bei der Notfallbehandlung verabreicht werden müssen. Es ist daher notwendig, gute Kenntnisse über die einzelnen Substanzen mit Wirkungen und Dosierungen zu haben, aber auch Wechselwirkungen und Nebenwirkungen zu kennen. Medikamente gibt es in den unterschiedlichsten Darreichungsformen und Applikationsweisen.

Erläutern Sie folgende Begriffe der Applikationswege von Arzneimitteln.

- **Oral**
- **Rektal**
- **Inhalativ oder endobronchial**
- **Nasal**
- **Dermal**
- **Intravenös (i. v.)**

18.3 Pharmakologie in der ZNA

- **Oral:** durch den Mund. Nach Resorption des Wirkstoffes ins Blut wird er im Körper verteilt und entfaltet so seine Wirkung. Nachteile: längere Dauer bis zum Wirkeintritt und mögliche Beeinflussung der Wirkintensität bei Erbrechen oder Durchfall. Bei der sublingualen Medikamenten-Gabe (unter die Zunge, nicht geschluckt) erfolgt der Wirkeintritt relativ schnell.
- **Rektal:** über die Schleimhaut des Enddarms. Vorteile: schnelle Resorption über die gut durchblutete Rektumschleimhaut, einfache Applikationsmöglichkeit auch bei unkooperativen Patienten (Kleinkinder, Krampfende, Verwirrte) oder Schluckstörungen.
- **Inhalativ/Endobronchial:** über die Atemwege, z. B. Sauerstoffgabe über Nasenbrillen oder Masken. Medikamentengabe und -resorption mithilfe von Inhalatoren, Vernebelungsmasken oder Endotrachealtubus.
- **Nasal:** über die Nasenschleimhaut. Abschwellende Nasentropfen oder -sprays, aber auch notfallmäßig wichtige Medikamente wie Sedativa (z. B. Midazolam), Analgetika (Opiate, Ketamin), „Gegengifte" wie der Opiatantagonist Naloxon bei Intoxikation über einen Zerstäuber (MAD, Mucosal Atomization Device).
- **Dermal:** über die Haut. Salben und Gels, aber auch Wirkstoffpflaster (z. B. Nitrate, Fentanyl, Nikotin), die über einen längeren Zeitraum Medikamente kontinuierlich abgeben können.
- **Intravenös** (i. v.): direkte Gabe ins venöse Blut. Wichtigste Verabreichungsform in der Notfallmedizin. Applikation in flüssiger Form über einen Gefäßzugang mit dem Vorteil des schnellen Wirkeintritts.

18 Diagnostik und Therapie in der Ambulanz/Notfallaufnahme

18.4 Grundlagen der Chirurgie – Wundmanagement

Eine Wunde ist eine Verletzung von äußeren oder inneren Körperoberflächen, die mit oder ohne Gewebsdefekt einhergehen kann. Die Heilung einer Wunde ist ein natürlicher biologischer Prozess und beginnt bereits Minuten nach der Wundsetzung.

Erklären Sie den Unterschied zwischen primärer und sekundärer Wundheilung.
Primäre Wundheilung:
Sekundäre Wundheilung:

18.4 Grundlagen der Chirurgie – Wundmanagement

Primäre Wundheilung: Saubere, keimarme Wunden heilen bei spontaner oder chirurgischer Adaptation der Wundränder direkt und ohne stärkere Narbenbildung.

Sekundäre Wundheilung: Breit klaffende Wunden oder Gewebsdefekte heilen unter Ausbildung größerer Menge von neuem Gewebe (Narbe), das den Defekt auffüllt. Dauert länger als primäre Wundheilung und resultiert meist in einer breiteren Narbe. Verschiedene Phasen der Wundheilung:

- **Exsudationsphase** (dauert bis zu 4 Tage): Bakterien und Zelltrümmer werden durch Exsudat aus der Wunde herausgeschwemmt und Immunzellen und Wachstumsfaktoren in die Wunde abgegeben.
- **Proliferationsphase** (dauert ca. 12–14 Tage): In dieser Phase bildet sich durch das Einsprossen von vielen kleinen Gefäßschlingen ein körnchenartiges, gut durchblutetes Granulationsgewebe (lat. granula = Körnchen) im Wundgrund, bewirkt ein schrittweises Auffüllen des Gewebsdefekts.
- **Regenerationsphase** (dauert ca. bis zu 3 Monate): Vervollständigung des Wundverschlusses durch Überwachsen des Granulationsgewebes mit Epithelzellen. Es kommt zur Wundschrumpfung und zum Einwachsen von Kollagenfasern in das gebildete Narbengewebe. Nachdem keine elastischen Fasern gebildet werden, besitzt Narbengewebe auch keine nennenswerte Elastizität. Im weiteren Verlauf (Remodeling) kommt es zur Narbenreifung (Maturation) mit Verfestigung, Schrumpfung und Abblassen der Narbe (bis zu 2 Jahre).

18 Diagnostik und Therapie in der Ambulanz/Notfallaufnahme

18.5 Bluttransfusion

In Notfallsituationen und bei schwerstverletzten Patientinnen und Patienten kann ein erhöhter Blutverlust ein entscheidender und kritischer Faktor für das Überleben der Patienten sein. Es erscheint daher naheliegend, einen Blutmangel oder Blutfunktionsstörungen durch Transfusionen einfach beheben zu können. Nachdem aber Blut nicht unbegrenzt zur Verfügung steht und jede Bluttransfusion erhebliche Risiken und potenzielle Nebenwirkungen birgt, gilt es, die Indikation für eine Fremdblutübertragung genau abzuwägen. Die Bluttransfusion ist daher auch in der Durchführung strengen Regularien (Transfusionsgesetz) unterworfen.

Erläutern Sie, welche Möglichkeiten in einer dringenden Notfallsituation bestehen, um die ansonsten vorgeschriebene 40-minütige Verträglichkeitsprüfung zu verkürzen.

18.5 Bluttransfusion

In dringenden Notfällen bestehen folgende Möglichkeiten für eine Verkürzung der Zeitdauer einer Verträglichkeitsprüfung:

- Gabe von zwar blutgruppengleichen, aber ungekreuzten EK.
- Gabe von 0-Rhesus-negativen Konserven, die mit allen Blutgruppen kompatibel sind.

Praxistipp

Die Verträglichkeitsprüfung nennt sich auch Kreuzprobe. Mit ihrer Hilfe wird eine Blutprobe des Empfängers mit dem Spenderblut auf Verträglichkeit geprüft, um die Wahrscheinlichkeit für Risiken und Nebenwirkungen zu minimieren.

18 Diagnostik und Therapie in der Ambulanz/Notfallaufnahme

18.6 Notfallequipment

In medizinischen Notfallsituationen sind Notfallwagen und -koffer wichtige Hilfsmittel. Bestückt mit allen wichtigen Medikamenten und Instrumenten zur Sicherstellung der Vitalfunktionen können sie an jeden Notfallort mitgenommen werden.

Nennen Sie die Dinge, die ein solcher Notfallkoffer üblicherweise enthalten sollte.

18.6 Notfallequipment

Ein Notfallkoffer enthält üblicherweise:

- Absaugpumpe
- Absaugkatheter
- Beatmungsbeutel
- Beatmungsmaske
- Sauerstoffflasche
- Stethoskop
- Defibrillator
- Blutdruckmanschetten
- Infusionsnadeln
- Notfallmedikamente (z. B. H1-Blocker, H2-Blocker, Kortison, Epinephrin)

MERKE

Wichtig zu beachten ist, dass alle Notfallkoffer und Wagen im Tätigkeitsbereich identisch gepackt sind und die Füllungen täglich geprüft werden.

18 Diagnostik und Therapie in der Ambulanz/Notfallaufnahme

18.7 Schock

Der Begriff Schock bezeichnet in der Medizin ein lebensbedrohliches Zustandsbild. Aus unterschiedlichen Gründen entsteht eine schwere Kreislaufstörung, wodurch die Blutzirkulation in den Kapillaren vermindert ist. Die Folgen sind eine Sauerstoffunterversorgung der Gewebe und schließlich ein Stoffwechselversagen.

Erläutern Sie folgende Schock-Begriffe.
Anaphylaktischer Schock:
Septischer Schock:
Neurogener Schock:
Kardiogener Schock:
Volumenmangelschock:

18.7 Schock

Anaphylaktischer Schock: Funktionsstörung auf Basis einer allergischen Reaktion des Körpers, z. B. hervorgerufen durch Insektengifte, Medikamente oder Nahrungsmittel.
Septischer Schock: Funktionsstörung als Reaktion auf Infektion durch Mikroorganismen, wie z. B. Bakterien.
Neurogener Schock: Funktionsstörung durch einen wegfallenden Gefäßtonus bei Rückenmarksverletzung.
Kardiogener Schock: Funktionsstörung direkt am Herzen, z. B. durch einen Herzinfarkt oder Perikarderguss.
Volumenmangelschock: Funktionsstörung durch erhöhten Blut-/Wasserverlust z. B. durch schwere Verletzungen bzw. Brechdurchfall.

19 Diagnostik und Therapie in der Endoskopie

19.1 Räumliche und apparative Ausstattung einer Endoskopieabteilung

Das Herzstück einer endoskopischen Untersuchung stellt das entsprechende Endoskop dar. Der grundlegende Aufbau eines Endoskops ist immer der gleiche. Generell handelt es sich bei jedem Endoskop um ein Gerät, welches dafür konzipiert wurde, den menschlichen Körper noninvasiv durch natürliche Öffnungen hindurch zu untersuchen und sogar zu behandeln.

Beschriften Sie folgende Abbildung mit den richtigen Bezeichnungen.

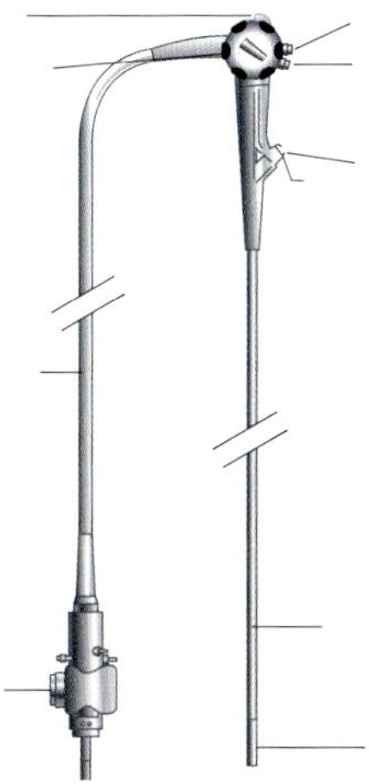

Abb. 19.1a Aufbau eines Endoskops [L138]

19.1 Räumliche und apparative Ausstattung einer Endoskopieabteilung

Lösung

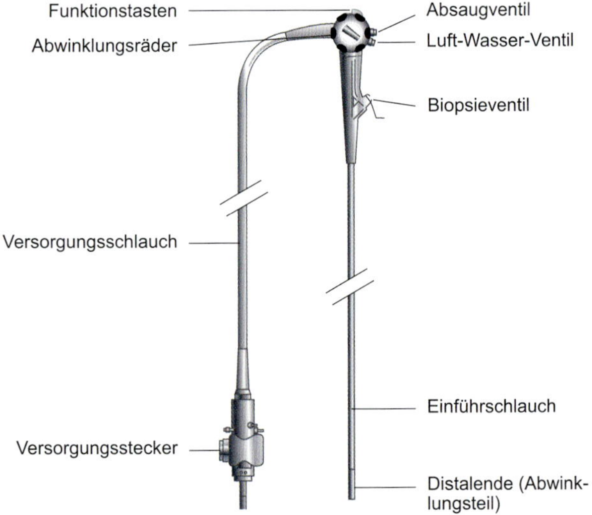

Abb. 19.1b Aufbau eines Endoskops [L138]

19 Diagnostik und Therapie in der Endoskopie

19.2 Organisation einer Endoskopieabteilung

Ein gut und effizient organisierter Arbeitsablauf ist für die Zufriedenheit der Mitarbeiter, aber auch der Patientinnen und Patienten sowie Zuweiser unerlässlich. Leerlauf und unnötige Wartezeiten im Untersuchungsprogramm führen zu Unmut bei Patienten und Mitarbeitern und sind auch aus ökonomischen Gründen unbedingt zu vermeiden.

Erläutern Sie, welche Grundvoraussetzungen für einen jeden Eingriff zu erfüllen sind, um hier einen reibungslosen Ablauf zu gewährleisten.

19.2 Organisation einer Endoskopieabteilung

Grundvoraussetzungen für jeden Eingriff sind:

- Anmeldung der Patientin oder des Patienten im EDV-System der Klinik
- Anforderung des Zuweisers mit entsprechender Indikation
- Rechtskräftige Aufklärung und Einwilligung der Patientin oder des Patienten (kann bei Notfalleingriffen entfallen)
- Relevante Vorbefunde (Vorerkrankungen, vorangegangene Endoskopien, Schnittbildgebung, Infektionen, Medikamente etc.)
- Aktuelle Laborwerte (insbesondere Quick, PTT, Blutbild)
- Ausreichend Patientenaufkleber

MERKE

Im Regelfall sollte die schriftlich fixierte Aufklärung **24 Stunden vor** der Untersuchung erfolgen, um den Patienten ausreichend Bedenkzeit für die Einwilligung/Ablehnung des Eingriffs zu ermöglichen.

19 Diagnostik und Therapie in der Endoskopie

19.3 Sedierung in der Endoskopie

Die Akzeptanz von endoskopischen Eingriffen in der Bevölkerung wurde durch den breiten Einsatz von Sedierungsmaßnahmen deutlich gesteigert, sodass in Deutschland aktuell ein Großteil der Untersuchungen (> 90 %) unter Sedierung stattfindet.

Unter welchen Bedingungen darf eine Pflegekraft mit der Sedierung eines Patienten im Rahmen einer endoskopischen Untersuchung betraut werden?

19.3 Sedierung in der Endoskopie

Eine Pflegekraft darf dem Patienten **auf ärztliche Anordnung** während der Untersuchung Propofol verabreichen. Sie muss sich hierbei jedoch **ausschließlich mit der Durchführung und Überwachung der Sedierung befassen** und darf **keine sonstigen (Assistenz-) Aufgaben** wahrnehmen. Für die Sedierung und (Nach-)Überwachung ist eine **entsprechende Qualifikation** (Fortbildung in Sedierung und Notfallmanagement für Pflege und Assistenzpersonal) erforderlich, welche **regelmäßig in Trainingskursen aufzufrischen** ist.

MERKE

Bei dieser Form der Sedierung spricht man von einer sog. NAPS: Nurse-administered Propofol Sedation.

19 Diagnostik und Therapie in der Endoskopie

19.4 Ösophago(gastro)duodenoskopie (ÖGD)

Grundlegend gibt es zwei mögliche Verfahren der Ösophago(gastro)duodenoskopie (ÖGD). Es besteht zum einen die Möglichkeit der reinen Beurteilung der Schleimhautsituation gepaart mit einer Probenentnahme, dies ist die sogenannte diagnostische ÖGD. Zum anderen gibt es aber auch die Möglichkeit, die Spiegelung des oberen Gastrointestinaltrakts direkt mit einem therapeutischen Eingriff zu kombinieren, z. B. den der Blutstillung bei vorliegenden Blutungsereignissen (elektiv oder als Notfall).

Nennen Sie die endoskopischen Blutstillungsverfahren bei therapeutischen Ösophago(gastro)-duodenoskopien und erläutern Sie deren Funktionsweise.

19.4 Ösophago(gastro)duodenoskopie (ÖGD)

Injektion von Adrenalin (Epinephrin): einfache und schnell verfügbare Methode der Blutstillung. Epinephrin wirkt gefäßverengend und stoppt Blutungen.
Hämoclip-Applikation: Blutende Gefäße im Gastrointestinaltrakt werden mit Hilfe eines klammerartigen Clipsystems gegriffen und eingeklemmt.
Injektion von Fibrinkleber: körpereigenes Eiweiß, dessen Vorstufe Fibrinogen bei der endoskopischen Blutstillung direkt in das blutende Areal injiziert wird; wirkt sowohl gerinnungsfördernd als auch mechanisch durch Kompression des Gewebes.
Argon-Plasma-Koagulation: kontaktfreies thermisches Blutstillungsverfahren. Energieübertragung erfolgt über einen ionisierten Argongas-Strahl (Argonplasma).
Topische Applikation hämostatischer Substanzen (Pulver/Gel): werden auf den meist diffusen Blutungsherd der Schleimhaut aufgebracht, wo Blutgerinnungsfähigkeit gesteigert bzw. unterstützt wird.
Gummibandligatur: Ligatur von Ösophagusvarizen. Schleimhaut wird mit dem darunterliegenden Gefäß (Ösophagusvarize) eingesaugt und durch einen freigesetzten Gummiring abgebunden → Blutung wird dadurch i. d. R. gestoppt.
Histoacryl™-Injektion: Injektion in das Gefäßlumen. Wirkstoff muss streng intravasal verabreicht werden, um Gewebsnekrosen zu verhindern. Kunstharz, das bei Blutkontakt binnen Sekunden aushärtet und das Gefäß verschließt.
Ösophagusstents/Sonden (Sengstaken- oder Linton-Nachlas-Sonde): Einbringen im Bereich der Blutung, mechanisches Komprimieren (wenn Histoacryl oder Ligaturen nicht erfolgreich sind).

19 Diagnostik und Therapie in der Endoskopie

19.5 Koloskopie

Die Durchführung einer Koloskopie ermöglich die Beurteilung der Schleimhaut und die Behandlung von Schleimhautveränderungen des unteren Gastrointestinaltrakts. Hierbei werden, je nach Indikation, der komplette Dickdarm sowie der distale Anteil des Dünndarms (terminales Ileum) oder nur Teilbereiche des Dickdarms (z. B. Rektosigmoid) mit einem flexiblen Endoskop (Koloskop) untersucht.

Erklären Sie, warum sich bei einer Koloskopie CO_2 als Insufflationsgas anstelle von Luft dringend empfiehlt.

19.5 Koloskopie

Im Gegensatz zur Gastroskopie kann der Patient das Insufflationsgas am Untersuchungsende nicht einfach durch Aufstoßen entweichen lassen, sodass im Darm verbleibendes Gas häufig Meteorismus und Schmerzen verursacht. Die Verwendung von Kohlendioxid hat diese Problematik für die Patienten deutlich gebessert, da CO_2 viel schneller durch die Darmschleimhaut diffundiert und über die Lunge abgeatmet wird.

20 In der Anästhesie unterstützen

20.1 Präoperative Anästhesievisite

Jeder Patient, bei dem ein Eingriff mit Anästhesiebeteiligung geplant wird, muss zuvor anästhesiologisch visitiert werden. Hier sucht die Anästhesistin oder der Anästhesist nach etwaigen Risikofaktoren für lebensbedrohliche Komplikationen. Hierbei hilft die Klassifikation der American Society of Anesthesiologists (ASA).

Ergänzen Sie die Tabelle mit den entsprechenden Definitionen der angegebenen Klassifikationen

Bezeichnung	Definition
ASA 1	
ASA 2	
ASA 3	
ASA 4	
ASA 5	
ASA 6	

Tab. 20.1a ASA-Klassifikation

20.1 Präoperative Anästhesievisite

Lösung

Bezeichnung	Definition
ASA 1	Gesunder Nichtraucher
ASA 2	Milde Erkrankungen ohne funktionelle Einschränkungen (z. B. Raucher, Schwangere, gut eingestellter Bluthochdruck oder Diabetes)
ASA 3	Ernste systemische Erkrankung, die aber noch nicht lebensbedrohlich ist (z. B. COPD, Alkoholmissbrauch, koronare Herzkrankheit, morbide Adipositas)
ASA 4	Ernste, lebensbedrohliche Erkrankung (z. B. Herzinfarkt, Schlaganfall, Sepsis)
ASA 5	Verstirbt ohne Eingriff innerhalb der nächsten 24 Stunden (Polytrauma, Aortendissektion, Hirnmassenblutung, ausgedehnte Darmischämie)
ASA 6	Hirntoter Patient vor der Organentnahme

Tab. 20.1b ASA-Klassifikation

20 In der Anästhesie unterstützen

20.2 Der Anästhesiearbeitsplatz

Für Sedierungen und Kurznarkosen werden Strom und Sauerstoff sowie unterschiedliche Geräte benötigt.

Ordnen Sie das passende System/Gerät den folgenden Definitionen zu.

Ein __________ misst Menge und Konzentration der Ein- und Ausatemgase. Es verfügt über Schutzvorkehrungen (z. B. Absaugung) und Alarmfunktionen.

Ein __________ leitet die Herzströme an der Hautoberfläche ab. Üblicherweise werden drei bis fünf Elektroden auf dem Rumpf aufgeklebt.

Ein __________ ist eine Klammer, die meist über einem Fingernagel oder am Ohrläppchen angebracht wird. Es misst, wie häufig eine Blutwelle an einem Sensor vorbeifließt und zu welchem Anteil das darin enthaltenen Hämoglobin mit Sauerstoff gesättigt ist.

Ein __________ ist ein Gefäßzugang, der in eine Hals-, Arm- oder Leistenvene eingelegt wird und mit der Spitze bis nahe an das Herz reicht.

Ein __________ ermöglicht es, bei speziellen Fragestellungen und kardialen Hochrisikopatienten Gefäßdrücke im Lungenkreislauf zu messen.

Ein __________ gibt über Hautelektroden elektrische Impulse an einen Muskel oder Nerv ab.

Zentralvenöser Katheter, Relaxometer, Pulsoxymeter, Pulmonalarterienkatheter, Elektrokardiogramm, Beatmungssystem

20.2 Der Anästhesiearbeitsplatz

Ein **Beatmungssystem** misst Menge und Konzentration der Ein- und Ausatemgase. Es verfügt über Schutzvorkehrungen (z. B. Absaugung) und Alarmfunktionen.
Ein **Elektrokardiogramm** leitet die Herzströme an der Hautoberfläche ab. Üblicherweise werden drei bis fünf Elektroden auf dem Rumpf aufgeklebt.
Ein **Pulsoxymeter** ist eine Klammer, die meist über einem Fingernagel oder am Ohrläppchen angebracht wird. Es misst, wie häufig eine Blutwelle an einem Sensor vorbeifließt und zu welchem Anteil das darin enthaltenen Hämoglobin mit Sauerstoff gesättigt ist.
Ein **Zentralvenöser Katheter** ist ein Gefäßzugang, der in eine Hals-, Arm- oder Leistenvene eingelegt wird und mit der Spitze bis nahe an das Herz reicht.
Ein **Pulmonalarterienkatheter** ermöglicht es, bei speziellen Fragestellungen und kardialen Hochrisikopatienten Gefäßdrücke im Lungenkreislauf zu messen.
Ein **Relaxometer** gibt über Hautelektroden elektrische Impulse an einen Muskel oder Nerv ab.

20 In der Anästhesie unterstützen

20.3 Allgemeinanästhesie

Die Allgemeinanästhesie ist ein Verfahren, das grundsätzlich für jeden Eingriff und bei jeder Patientin und jedem Patienten angewandt werden kann. Zur Beatmung von Patienten in Allgemeinanästhesie oder Vollnarkose gibt es drei gängige Möglichkeiten.

Erläutern Sie die drei gängigen Beatmungsmöglichkeiten bei einer Allgemeinanästhesie und gehen Sie auf Vor- und Nachteile ein.

Beatmungsbeutel:
Larynxmaske:
Endotrachealtubus:

20.3 Allgemeinanästhesie

Beatmungsbeutel: Der Anästhesist hält eine Gesichtsmaske dicht auf Nase und Mund des Patienten oder der Patientin und beatmet ihn/sie manuell mit einem Beatmungsbeutel. Gut geeignet bei kurzen, risikoarmen Eingriffen. Nachteile: der fehlende Aspirationsschutz und dass der Anästhesist beide Hände für die Beatmung braucht.
Larynxmaske: Wird hinter der Zunge in den Rachen platziert, liegt mit ihrer Spitze im Ösophaguseingang, hat eine Luftöffnung in Richtung Stimmbänder und dichtet mit einem ringförmigen Ballon (Cuff) den Rachen ab. Sie ermöglicht eine maschinelle Beatmung, schützt allerdings nicht vollständig vor Aspiration. Daher sollte sie nur bei nicht aspirationsgefährdeten Patienten eingesetzt werden.
Endotrachealtubus: Beatmungsschlauch, der in der Trachea platziert wird. Ein Ballon (Cuff) am Ende des Beatmungsschlauchs wird nach der Platzierung mit Luft gefüllt („geblockt"), legt sich von innen eng an die Trachealschleimhaut an und dichtet den Bronchialbaum gegen die Umgebung ab. Die Patientin oder der Patient kann durch den Tubus maschinell beatmet werden, aber am Tubus vorbei kann keine Luft oder Flüssigkeit mehr in die Lunge gelangen oder aus ihr entweichen. Er ist dadurch der sicherste Aspirationsschutz während einer Narkose. Nachteile: Die Anlage ist aufwendiger/zeitintensiver und es kann bei zu hohen Cuffdruck zu Schäden an der Trachealschleimhaut kommen.

20 In der Anästhesie unterstützen

20.4 Regionalanästhesie

Die Betäubung einer einzelnen Körperregion erlaubt schmerzhafte Eingriffe am wachen, spontan atmenden Patienten und ist deshalb mit einer geringeren Medikamentenbelastung und weniger Nebenwirkungen verbunden als eine Allgemeinanästhesie. Lokalanästhetika blockieren die Reizweiterleitung, indem sie in die Nervenzelle eindringen und von innen den Einstrom von Natriumionen ins Plasma verhindern. Dies kann jedoch auch zu unterschiedlichen Komplikationen führen.

Erklären Sie, warum folgende Komplikationen bei Regionalanästhesien auftreten können und welche Maßnahmen dann zu ergreifen sind.
Eingeschränkte bis keine Wirksamkeit des Lokalanästhetikums:
Intoxikation durch Lokalanästhetikum:

20.4 Regionalanästhesie

Eingeschränkte bis keine Wirksamkeit des Lokalanästhetikums: In saurer Umgebung nimmt die Fähigkeit, durch die Zellmembran zu diffundieren, stark ab. Dies bedeutet, dass vor allem im entzündeten Gewebe eine Regionalanästhesie nicht wirksam ist. Bei der Auswahl des Regionalanästhesieverfahrens muss die in Frage kommende Region sorgfältig auf Entzündungszeichen kontrolliert und ggf. die Narkoseform gewechselt bzw. die OP verschoben werden.

Intoxikation durch Lokalanästhetikum: Geschieht durch Applikation des Lokalanästhetikums intravenös bzw. Resorption des Anästhetikums in erheblicher Menge durch umliegendes Gewebe. Die Folge ist ein toxischer Blutspiegel. Symptomatisch zeigt sich eine solche Intoxikation durch Taubheitsgefühl um den Mund, metallischen Geschmack auf der Zunge, Tinnitus oder verwaschene Sprache. Später können Krampfanfälle und Koma folgen. Beim Auftreten der ersten Symptome muss die Zufuhr sofort beendet werden. Am Herzen können sogar verschiedene Rhythmusstörungen auftreten und bei zunehmender Verlangsamung des Herzschlags (Bradykardie) bis zum Herzstillstand (Asystolie) führen. Dann muss eine kardiopulmonale Reanimation für mindestens 30 Min. durchgeführt werden.

MERKE

Da die Symptome einer Intoxikation zeitlich verzögert auftreten können, soll nach Regionalanästhesien die Basisüberwachung mindestens 30 Min., bei rückenmarksnahen Verfahren mindestens 45 Min. nach Anlage fortgeführt werden.

20 In der Anästhesie unterstützen

20.5 Postanästhesiologische Überwachung

Ein erheblicher Anteil der Todesfälle, die in den ersten 24 Stunden nach einer Operation auftreten, ist vermeidbar und beruht auf einer unzureichenden personellen oder technischen Nachüberwachung. Auch weit über die Dauer eines diagnostischen oder therapeutischen Eingriffs hinaus sind Patienten nach einer Anästhesie einer vitalen Gefährdung ausgesetzt.

Nennen Sie die häufigsten postoperativen, anästhesiologischen Komplikationen während der Aufwachraumphase.

20.5 Postanästhesiologische Überwachung

Häufige Komplikationen während der Aufwachraumphase sind:

- Übelkeit und Erbrechen
- Unterkühlung
- Shivering (Muskelzittern)
- Zu hohe oder zu niedrige Blutdruckwerte
- Respiratorische Insuffizienz (Störung des Gasaustauschs)
- Akute Nachblutungen
- Harnverhalt
- Bewusstseinsminderung
- Agitiertheit (hastige, fahrige und ziellose Bewegungen)

20 In der Anästhesie unterstützen

20.6 Postoperative Schmerzbehandlung

Der Schmerz hat im Alltag eine wichtige Funktion als Warnsignal vor gesundheitlichen Gefahren. Aus medizinischer Sicht können postoperative Schmerzen das Operationsergebnis negativ beeinflussen, die Wiederherstellung der Patientin oder des Patienten verzögern und sich bei fehlender Linderung zu einer dauerhaften Beeinträchtigung entwickeln. Somit kommt der postoperativen Schmerzbehandlung eine hohe Bedeutung bei der Genesung zu. Nach einer Operation wird die Patientin oder der Patient daher in der Aufwacheinheit regelmäßig zu Schmerzen in Ruhe und bei Belastung befragt.

Erläutern Sie, was sich hinter folgenden Begriffen verbirgt.
Schmerzintensität
Schmerzlokalität
Schmerzqualität

20.6 Postoperative Schmerzbehandlung

Schmerzintensität: Beschreibt die Stärke des Schmerzes basierend auf einer Skala von 0 (kein Schmerz) bis 10 (nicht auszuhaltender Schmerz).
Schmerzlokalität: Beschreibt den Ort des Schmerzes.
Schmerzqualität: Beschreibt die Art des Schmerzes, z. B. hell, dumpf, brennend, kolikartig oder pochend.

MERKE

Schmerz ist immer ein individuelles, subjektives Empfinden. Bei gleicher Ausgangslage kann der Schmerz von zwei betroffenen Patienten in seiner Intensität und Qualität unterschiedlich wahrgenommen werden.

20 In der Anästhesie unterstützen

20.7 Sicherheit in der Anästhesie

Auch in der Anästhesieabteilung ist die Sicherheit der Patienten ein wertvolles Gut. Um Schäden für die Patienten vor, während und nach der Narkose zu vermeiden, gilt es, gerade bei den drei sensibelsten Handlungsfeldern besondere Aufmerksamkeit walten zu lassen.

Erläutern Sie, wie bei folgenden drei Handlungsfeldern für die Sicherheit der Patienten gesorgt wird.
Patientenübernahme:
Arbeiten mit Medikamenten:
Strukturierte Patientenübergabe:

20.7 Sicherheit in der Anästhesie

Patientenübernahme: Vor Anästhesiebeginn müssen die Identität des Patienten, der Operationsort, die Art des Eingriffs sowie das Vorliegen der schriftlichen Einwilligung in die geplante Maßnahme gesichert sein. Hierzu werden z. B. Patientenarmbänder, Checklisten und das Team-Time-Out verwendet.

Arbeiten mit Medikamenten: Verwechslungen von Medikamenten, die gleich klingen und/oder aussehen, ist ein großes Sicherheitsrisiko. Daher empfiehlt die DGAI, Medikamente mit standardisierten Etiketten zu beschriften. Sie enthalten den Namen des Wirkstoffs und zeigen durch ihre Hintergrundfarbe an, zu welcher Gruppe das Präparat gehört. Sterilität und Beachten der zugelassenen Lagerdauer sind ebenso absolut relevant.

Strukturierte Patientenübergabe: Die Weltgesundheitsorganisation (WHO) empfiehlt hierfür das SBAR-Konzept. Die Übergabe soll thematisch geordnet werden nach Situation (S), Hintergrund (Background, B), aktueller Beurteilung (Assessment, A) und Empfehlungen (Recommendations, R). Es werden erst alle neuen Geräte an den Patienten angeschlossen. Es spricht immer nur eine Person. Nach der strukturierten Übergabe bleibt Zeit für Fragen aller Beteiligten. Es werden keine Privatgespräche und keine Telefonate geführt, die Übergabe wird allenfalls für Notfälle unterbrochen.

20 In der Anästhesie unterstützen

20.8 Notfallmaßnahmen in der Anästhesie

Die Atemwegssicherung mittels Koniotomie ist eine Notfallmaßnahme, wenn wegen einer Schwellung, Blutung oder anderweitiger supraglottischer Verlegung des Atemwegs kein Beatmungsschlauch platzierbar ist.

Beschreiben Sie das Vorgehen bei einer solchen Koniotomie.

20.8 Notfallmaßnahmen in der Anästhesie

Man punktiert das Ligamentum cricothyroideum und platziert dann mithilfe eines Führungsdrahts eine Kanüle in der Trachea, alternativ kann man das Band auch scharf durchtrennen und einen dünnen Tubus mit einem Spekulum direkt einführen. Die Komplikationsraten sind aufgrund der Notfallsituation und der seltenen Durchführung relativ hoch.

21 In Gruppen und Teams zusammenarbeiten

21.1 Soziale Rolle

Jedes Mitglied einer Gesellschaft ist nicht nur einfach da, sondern „spielt“ im Rahmen seiner Teilhabe an dieser Gesellschaft auch eine Rolle in ihr. Diese soziale Rolle kann auferlegt, aber auch selbst gewählt sein.

Erklären Sie, was eine soziale Rolle ist.

21.1 Soziale Rolle

Eine soziale Rolle ist ein Bündel von Verhaltensweisen bzw. Verhaltenserwartungen, die an den Inhaber der jeweiligen Position gestellt werden. Sie ist geprägt durch **Interaktionen mit einzelnen Menschen, gesellschaftlich festgelegte Erwartungen und Regeln** sowie **stabilisiert durch Institutionen**.

Rollen haben einen objektiven und einen subjektiven Aspekt.

- Objektiv: die von außen tatsächlich gestellten Forderungen
- Subjektiv: die persönliche Interpretation/Umsetzung dieser Erwartungen

21 In Gruppen und Teams zusammenarbeiten

21.2 Rollenstress

Rollenstress entsteht, wenn es für den Rollenträger bei der Realisierung der Rollenerwartungen zu Schwierigkeiten kommt. Menschen, die gut mit Rollenstress umgehen können bzw. ihn gar nicht erst bekommen, verfügen über drei wichtige Charakteristika, welche auch Dimensionen des Verhältnisses zwischen Subjekt und Rolle genannt werden.

Erläutern Sie die drei Dimensionen zwischen Subjekt und Rolle, die für eine erfolgreiche Bewältigung von Rollenstress nützlich sind.

21.2 Rollenstress

Die Dimensionen des Verhältnisses zwischen Subjekt und Rolle sind **Frustrationstoleranz, Ambiguitätstoleranz** und **Rollendistanz**.

Frustrationstoleranz ist die Fähigkeit, mit sog. Rollenzwiespältigkeiten umzugehen. Dies bedeutet, wenn keine Übereinstimmung zwischen Rollenerwartungen und den eigenen Bedürfnissen besteht, kann dennoch ein rollenkonformes Handeln durch den Rollenträger vollzogen werden.

Ambiguitätstoleranz ist die Fähigkeit, unterschiedliche Rollen(-interpretationen) miteinander verbinden bzw. verschiedene Sichtweisen ertragen zu können.

Rollendistanz ist die Fähigkeit, Rollen zu erfüllen, ohne sich gänzlich mit deren Erwartungen zu identifizieren bzw. absichtlich nicht in Gänze zu erfüllen, obwohl man dies könnte oder dürfte. Sie ermöglicht die Wahrung der eigenen Identität, trotz Scheitern in einer Rolle. Man spricht hier auch von einem gewolltem „Aus der Rolle fallen".

21 In Gruppen und Teams zusammenarbeiten

21.3 Gruppe als System

Eine Gruppe ist ein bewegliches Konstrukt, welches immer wieder Veränderungen und Anpassungen unterworfen ist. Sie ist auch nicht einfach da, sondern entsteht, besteht und zerfällt mitunter auch wieder, nachdem ihr Zweck erfüllt wurde. Man spricht hier von Gruppenentwicklungsphasen.

Erläutern Sie die folgenden fünf Phasen der Gruppenentwicklung und bringen Sie sie in die richtige Reihenfolge.

Adjourning
Forming
Norming
Performing
Storming

21.3 Gruppe als System

1. **Orientierungs- oder Formingphase:** Eröffnung der Gruppenentwicklung: die Gruppe wird zusammengestellt, mit wem hat man es zu tun, welche Erwartungen werden gestellt und wie könnte man selbst in diese Konstellation hineinpassen. Die Mitglieder orientieren sich an Gegebenheiten.
2. **Konflikt- oder Stormingphase:** Hier kann es stürmisch und konfliktreich zugehen, es geht darum, seinen Platz bzw. die gewünschte Rolle zu besetzen und zu halten. Jeder versucht, seinen Standpunkt bezüglich Rollenverteilung und Marschrichtung (Aufgaben/Ziele) der Gruppe durchzusetzen und zu halten.
3. **Konsolidierungs- oder Normingphase:** Das große Konfliktpotenzial ist meist verflogen. Die Mitglieder haben sich kennengelernt und geeinigt. Rollen werden gewählt oder verteilt, Aufgaben und Ziele definiert, Verhaltensweisen und Regeln formuliert. Ab hier beginnt die eigentliche Kooperation innerhalb der Gruppe, es entwickelt sich ein Wir-Gefühl.
4. **Durchführungs- oder Performingphase**: Macht die Hauptarbeit der Gruppe aus. Effiziente Arbeit und Erfüllung der gesteckten Aufgabe(n) können nun vollzogen werden. Die Gruppe ist einsatzbereit.
5. **Auflösungs- oder Adjourningphase:** Gesteckte Ziele wurden erreicht, Aufgaben erfüllt, es gibt keinen Grund mehr zusammenzubleiben. Die Gruppe löst sich auf, die Mitglieder verabschieden sich (diese Phase kann sehr emotional werden).

21 In Gruppen und Teams zusammenarbeiten

21.4 Sozialer Einfluss

Sozialer Einfluss ist die beabsichtigte oder unbeabsichtigte Einflussnahme einer oder mehrerer Personen auf die Einstellungen, Überzeugungen, Wahrnehmungen oder das Verhalten einer oder mehrerer Personen.

Ordnen Sie folgenden Definitionen ihre Begrifflichkeiten zu.
... bedeutet, die Meinung einer anderen Person oder Gruppe anzunehmen und auch seine eigene innere Überzeugung dieser anzupassen.
.... basiert auf dem angenommenen Informationswert ihrer Meinung bzw. dem angenommenen Expertenstatus der Person oder Gruppe.
... bedeutet, die Meinung einer anderen Person oder Gruppe nach außen hin anzunehmen, seine eigene innere Überzeugung jedoch nicht zu verändern.
... basiert auf dem Bedürfnis des Einflussempfängers nach Akzeptanz und Bestätigung durch andere.
Compliance, Informativer Einfluss, Konversion, Normativer Einfluss

21.4 Sozialer Einfluss

Konversion bedeutet, die Meinung einer anderen Person oder Gruppe anzunehmen und auch seine eigene innere Überzeugung dieser anzupassen.
Informativer Einfluss basiert auf dem angenommenen Informationswert ihrer Meinung bzw. dem angenommenen Expertenstatus der Person oder Gruppe.
Compliance bedeutet, die Meinung einer anderen Person oder Gruppe nach außen hin anzunehmen, seine eigene innere Überzeugung jedoch nicht zu verändern.
Normativer Einfluss basiert auf dem Bedürfnis des Einflussempfängers nach Akzeptanz und Bestätigung durch andere.

21 In Gruppen und Teams zusammenarbeiten

21.5 Ärger und Wut

Ärger ist ein Gefühl, das jeder kennt. Es steigt in einem auf und sorgt meist für eine körperliche Erregung in Form einer lauteren Stimme, eines erhöhten Herzschlags oder eines Rotfärbens des Gesichts. Dazu kommt, dass man sich auf eine emotionale Ebene begibt, auf der man eher Appelle als Sachinhalte kommuniziert. Wut bzw. Zorn ist dabei die stärkste Form des Ärgers.

Erläutern Sie, wie die Ursachen für „Ärger" definiert sind und warum sich manche Menschen eher ärgern als andere.

21.5 Ärger und Wut

Die zwei Ursachen sowohl für Ärger als auch Wut sind:
1. Wir fühlen uns **persönlich angegriffen**. Hinter dem Verhalten des anderen wird eine feindselige, niederträchtige, gemeine und böse Absicht vermutet: „Es war kein Zufall, keine Ungeschicklichkeit, sondern Absicht."
2. Wir **fordern**, alle müssen so sein und sich verhalten, wie wir es wollen und **für richtig halten**.
Die Grundmotive des Menschen, das Bedürfnis nach **sozialer Anerkennung** und die eigene **Selbstachtung** stehen in Wechselbeziehung zueinander. Umso geringer die eigene Selbstachtung, umso größer das Bedürfnis nach sozialer Anerkennung, um eben diese Selbstachtung zu erhöhen. Eine niedrige Selbstachtung gepaart mit einer nicht vorhandenen Bedürfnisbefriedigung durch soziale Anerkennung unterstützt die beiden Ursachen für Ärger. Wir fühlen uns eher **persönlich angegriffen** (1.) bzw. entwickeln eher das Gefühl, soziale Missachtung durch das **Nichteinhalten unserer Forderungen** zu erfahren (2.).

21 In Gruppen und Teams zusammenarbeiten

21.6 Konflikte und Konfliktlösung

Konflikte werden als Differenzen im Fühlen, Wollen und Handeln zwischen Mitgliedern einer Interaktion definiert. Die simpelste, aber nicht immer einfachste Strategie zur Lösung eines solchen Konfliktes ist das Gespräch, da es je nach Rolle der Konfliktparteien und der persönlichen Einstellung viel Überwindung kosten kann. Dieses Gespräch kann über vier einfache Schritte erfolgen, doch manchmal führen diese nicht zum Erfolg und ein fünfter Schritt „Hilfe holen“ ist erforderlich.

Erläutern Sie, wie dieser fünfte Schritt funktioniert und was unbedingt zu beachten ist.

21.6 Konflikte und Konfliktlösung

Wenn sich partout keine Lösungen finden lassen bzw. sich keine Zufriedenheit mit gefundenen Lösungen ergibt, gibt es noch die Möglichkeit, einen unparteiischen Dritten dazu zu holen, der bei dem Gespräch vermitteln kann. Das Entscheidende ist, dass diese Person oder Partei unbeteiligt ist und keinerlei Nutzen aus dem Sieg der einen oder der anderen Partei zieht.
Schritt 5 soll keinesfalls mit der vierten Eskalationsstufe nach Glasl verwechselt werden. Es handelt sich hierbei nicht um den Aufruf, einen Gleichgesinnten dazu zu holen!

22 Berufliches Selbstverständnis entwickeln

22.1 Etablierung des Berufsbildes OTA in Deutschland

Klassische Pflegekräfte waren zunächst die Berufsgruppe, die die Tätigkeiten im Operationsbereich ausübten. 1979 wurden dann die ersten Fachweiterbildungen für den Operationsdienst in Deutschland etabliert. Da die Zahl der Pflegekräfte, die sich für den Operationsbereich bewarben, rückläufig wurde, hat daraufhin in Deutschland ein neues Berufsbild begonnen, sich zu etablieren: das der Operationstechnischen Assistentinnen und Assistenten.

Erklären Sie, wann die erste OTA-Ausbildung in Deutschland begann und wer über die Folgejahre maßgeblich an der Ausgestaltung dieser beteiligt war.

22.1 Etablierung des Berufsbildes OTA in Deutschland

In Deutschland begann die erste OTA-Ausbildung **1990**. Die Ausbildung wurde von Ärzten und Pflegenden gemeinsam ausgearbeitet und aufgelegt.
1993 wurde die Gemeinschaft zur Erarbeitung und Konzeption von Richtlinien für die Ausbildung von Operationstechnischen Assistenten (GEKA) gegründet.
1996 veröffentlichte die Deutsche Krankenhausgesellschaft (DKG) die erste Richtlinie zur Ausbildung von Operationstechnischen Assistenten. Weitere Überarbeitungen folgten in den darauffolgenden Jahren
01.01.2022 Trat das ATA-OTA-Gesetz zusammen mit seiner Ausbildungs- und Prüfungsverordnung in Kraft, wodurch die beide Ausbildungen fortan bundeseinheitlich geregelt waren. Die DKG-gestützte Ausbildung lief damit aus.

22 Berufliches Selbstverständnis entwickeln

22.2 Berufsorganisation

Für den Berufsstand der OTA gibt es unterschiedliche Interessenvertretungen, die eine relevante Stimme für die OTA im beruflichen Selbstverständnis darstellen. Die zwei entscheidendsten sind der DOSV und der ATA|OTA.

Erläutern Sie die folgenden Abkürzungen und wofür sie inhaltlich stehen.

DOSV

ATA|OTA

23 Ethische und gesellschaftliche Prinzipien

23.1 Herkunft und Bedeutung

Die meisten Menschen denken nicht lange darüber nach, bevor sie handeln. Sie kennen die moralischen Regeln ihrer gesellschaftlichen Gruppe und ihrer Kultur. Je nach Kultur, Religion und Wertvorstellungen können sich die Sitten und damit die moralischen Regeln jedoch stark unterscheiden.

Definieren Sie folgende Begrifflichkeiten.
Moral
Ethik

23.1 Herkunft und Bedeutung

Moral: geschriebene und ungeschriebene Gesetze, Gebräuche, Pflichten, Werte und Rechte, welche einen Rahmen für die menschlichen Handlungen vorgeben.
Ethik: methodisches Nachdenken über die Moral. *Was bedeutet in dieser Situation richtiges Handeln?*

23 Ethische und gesellschaftliche Prinzipien

23.2 Aufgaben der Ethik

Über die Jahrhunderte hinweg haben die Menschen immer wieder über die Grundlagen des Zusammenlebens nachgedacht und die Regeln für die Gemeinschaft neu definiert.

Erläutern Sie, welche Besonderheiten des Menschen die Aufgaben der Ethik beeinflussen.

23.2 Aufgaben der Ethik

Der Mensch ist in der Lage, die **Regeln für das Zusammenleben selbst festzulegen**. Daher müssen Regeln, die aufgestellt werden, auch **begründet** werden.
Menschliche Handlungen sind entweder notwendig (Essen, Trinken, Schlafen), vorbestimmt (Sterben) oder möglich. Gerade diese **Handlungsfreiheit** führt zu unterschiedlichen Werten, Normen und Traditionen. Diese bergen in sich und zwischen sich erhebliches **Konfliktpotenzial**. Auch dies zu **klären,** ist Aufgabe der Ethik.

23 Ethische und gesellschaftliche Prinzipien

23.3 Ziele und Grenzen der Ethik

Das Nachdenken in der Ethik befasst sich mit den Regeln für das menschliche Handeln und damit, wie diese Regeln zu rechtfertigen sind. Dennoch sind ihr Grenzen auferlegt.

Erläutern Sie die Grenzen der Ethik.

23.3 Ziele und Grenzen der Ethik

Ethisches Nachdenken **ersetzt nicht das moralische Handeln** und **macht Menschen auch nicht moralisch**. Dies geschieht ausschließlich durch die konkreten Handlungen selbst.
Die Ethik ist auch **keine höhere Moral**, die den Menschen **einen Katalog von Handlungsnormen vorschreibt**. Sie beschränkt sich darauf, die **Moral zu begründen** und **Möglichkeiten des Handelns darzulegen**. Moralisch richtig handeln muss der Mensch selbsttätig.

23 Ethische und gesellschaftliche Prinzipien

23.4 Ethik für OTAs

Speziell für Operationstechnische Assistentinnen und Assistenten (OTA) hat der Deutsche Berufsverband Anästhesietechnischer und Operationstechnischer Assistenz einen Ethikkodex erstellt. Dieser Deutsche Ethikkodex Anästhesie- und Operationstechnischer Assistenz, abgekürzt DEkAO, nannte sich vormals Nationaler Ethikkodex Operationstechnischer Assistent/-innen, kurz NEO, und enthält neben allgemeinen Definitionen vier große Unterpunkte.

Nennen Sie diese vier großen Unterpunkte und die im DEkAO verfassten ethischen Grundregeln der OTA.

23.4 Ethik für OTAs

Die vier Unterpunkte im DEkAO lauten:

- Die OTA und die Gesellschaft
- Die OTA und ihre Berufsausübung
- Die OTA und die Wissenschaft
- Die OTA und das Team

Ethische Grundregeln: Die OTAs wahren die Menschenrechte, einschließlich des Rechts auf Leben, auf Würde und auf eine respektvolle Patientenversorgung. Die Versorgung von Patienten erfolgt ohne Wertung des Alters, der Hautfarbe, des Glaubens, der Kultur, einer Behinderung oder Krankheit, des Geschlechts, der sexuellen Orientierung, der Nationalität, der politischen Einstellung, der ethnischen Zugehörigkeit oder des sozialen Status. OTAs üben ihre berufliche Tätigkeit zum Wohle des Einzelnen und der sozialen Gemeinschaft aus.

23 Ethische und gesellschaftliche Prinzipien

23.5 Diversität und transkulturelle Kompetenz

Vordergründig mag es egal sein, wer vor einem „auf dem OP-Tisch liegt“. Unter einer ethischen Betrachtungsweise war es aber noch nie egal und wird es auch nicht sein. Gerade deswegen sind auch für die OTA transkulturelle Kompetenzen für den Umgang mit der Diversität aller beteiligten Personen notwendige berufliche Voraussetzungen.

Erläutern Sie, welche Kenntnisse und Fähigkeiten für den Umgang mit Diversität und Transkulturalität von entscheidender Bedeutung sind.

23.5 Diversität und transkulturelle Kompetenz

Es bedarf…
… **des Hintergrundwissens** zu unterschiedlichen, relevanten Themen, wie Kulturen, Weltanschauungen, Geschlechterdefinitionen, sexuellen Orientierungen, Traditionen, Konzepten von Gesundheit und Krankheit etc.
… **der Fähigkeit und Bereitschaft zur Selbstreflexion**. Man sollte in der Lage sein, Gefühle der Unsicherheit bei sich selbst wahrzunehmen, Ansichten und Reaktionsmöglichkeiten zu hinterfragen, seine eigenen Grenzen kennen, Schutzmechanismen identifizieren.
… **der Erfahrungen**, die man selbst bereits mit Diversität und transkulturellen Themen gemacht hat, aber auch durch andere Teammitglieder gemacht wurden.
… der **Empathie**, also die innere Bereitschaft und persönliche Kompetenz, einen anderen Menschen bezüglich seiner Emotionen, Gedanken, Empfindungen und seiner Absichten und persönlichen Merkmale zu verstehen zu versuchen.

MERKE

Diese vier Kenntnisse und Fähigkeiten ergeben zusammen die notwendige Handlungskompetenz, um bewusst und adäquat mit Diversität und Transkulturalität sowohl mit Patientinnen und Patienten als auch mit den Teammitgliedern und sich selbst umzugehen.

23 Ethische und gesellschaftliche Prinzipien

23.6 Sterben und Tod

Im Zusammenhang mit einer zum Tod führenden Erkrankung konfrontieren Patientinnen und Patienten regelmäßig Ärzte, Pflegende und Angehörige mit dem Wunsch nach Sterbehilfe. Als Gründe dafür werden häufig Angst vor Schmerzen, Angst vor dem Alleinsein und die Sorge, anderen zur Last zu fallen, genannt. Sterbehilfe ist ein stark emotional besetztes Thema, das gesellschaftlich kontrovers diskutiert wird. Doch das Wort „Sterbehilfe" an sich ist nicht so eindeutig, wie es scheint.

Erläutern Sie den Unterschied zwischen folgenden Begriffen.
Indirekte Sterbehilfe
Aktive Sterbehilfe

23.6 Sterben und Tod

Unter dem Begriff **„indirekte Sterbehilfe“** versteht man das billigende Inkaufnehmen eines beschleunigten Todeseintritts als unbeabsichtigte Nebenwirkung von Medikamenten, die zur Symptomlinderung, etwa bei starken Schmerzen oder Atemnot, verabreicht werden. Der Bundesgerichtshof erlaubt dies ausdrücklich.

Bei der **„aktiven Sterbehilfe“** beendet eine andere Person direkt und aktiv das Leben eines Menschen auf dessen expliziten Wunsch hin, z. B. durch Verabreichung einer tödlichen Substanz. Juristisch wird dies als „Tötung auf Verlangen“ bezeichnet und ist in Deutschland gemäß § 216 des Strafgesetzbuches strafbar.

MERKE

Aktuelle Forschungen weisen in wissenschaftlichen Studien nach, dass bei korrekter Verabreichung die heute in der palliativen Behandlung verwendeten Medikamente zur Symptomlinderung, wie Opioide und Sedativa, auch in hoher Dosierung sehr sicher sind und durch die Linderung des Leidens tendenziell sogar eher lebensverlängernd als lebensverkürzend wirken. Damit ist das Urteil des Bundesgerichtshofs zur indirekten Sterbehilfe mehr von theoretischer als von praktischer Relevanz.

24 Das eigene Lernen planen, durchführen und evaluieren

24.1 Rahmenbedingungen der OTA-Ausbildung

Als Reaktion auf den demografischen Wandel und der dadurch ansteigenden Zahl von Krankenhausaufenthalten und Operationen sowie der zunehmenden Modernisierung operativer und anästhesiologischer Verfahren wurde 2019 das Gesetz über die Ausbildung zum/r Anästhesietechnischen und Operationstechnischen Assistenten/in vom Bundestag beschlossen. Es ist seit 01.01.2022 rechtskräftig. Durch die dort festgelegten bundesweit einheitlichen Regelungen soll die Stellung der Berufsgruppe innerhalb der Gesundheitsberufe gestärkt und damit die Attraktivität des Berufes erhöht werden.

Nennen Sie die Voraussetzungen, die für die Erlaubnis zum Führen der Berufsbezeichnung OTA zwingend erfüllt sein müssen.

24.1 Rahmenbedingungen der OTA-Ausbildung

Folgende Voraussetzungen müssen für die Erlaubnis zum Führen der Berufsbezeichnung OTA erfüllt sein:

- Das erfolgreiche Absolvieren der Ausbildung
- Ein Verhalten, aus dem sich nicht die Unzuverlässigkeit zur Ausübung des Berufs ergibt
- Die gesundheitliche Eignung zur Ausübung des Berufs
- Die erforderlichen Kenntnisse der deutschen Sprache

24 Das eigene Lernen planen, durchführen und evaluieren

24.2 Entwicklung von Kompetenzen

Laut Bundesinstitut für Berufsbildung wird unter Kompetenz die Verbindung von Wissen und Können in der Bewältigung von Handlungsanforderungen verstanden. Um als OTA kompetent handeln zu können, sind Kenntnisse, Fertigkeiten und Fähigkeiten notwendig, die im Laufe der OTA-Ausbildung vermittelt und gefördert werden.

Definieren Sie die Begriffe Kenntnisse, Fertigkeiten und Fähigkeiten.

Kenntnisse:

Fertigkeiten:

Fähigkeiten:

24.2 Entwicklung von Kompetenzen

Kenntnisse: erworbenes Wissen über fachliche Inhalte und Methoden
Fertigkeiten: eingeübte Teile der Tätigkeit, die als Routine ausgeführt werden
Fähigkeiten: angeborene oder erworbene Eigenschaften, die für eine Tätigkeit notwendig sind

24 Das eigene Lernen planen, durchführen und evaluieren

24.3 Lernprozesse verstehen

Lernen ist mehr als bewusstes Abspeichern von Wissensinhalten im Gedächtnis, wo sie im richtigen Moment abgerufen werden müssen, um zu zeigen, dass erfolgreich gelernt wurde. Beim erfolgreichen Lernen werden nach neurowissenschaftlichen Erkenntnissen neuronale Netzwerke durch Verbindungen von Nervenzellen im Gehirn aufgebaut und stabilisiert.

Überlegen Sie, welche drei Grundvoraussetzungen für erfolgreiches Lernen und die Entwicklung von Kompetenzen erfüllt sein müssen.

24.3 Lernprozesse verstehen

Bedeutsamkeit: Verbindung der Lerninhalte mit Erlebnissen, die Emotionen auslösen
Orientierung: Entwicklung von Einstellungen und Werten als Orientierungshilfen anhand äußerer Vorbilder und innerer Leitbilder
Inspiration: entspannte Lernatmosphäre mit möglichst wenig Druck

24 Das eigene Lernen planen, durchführen und evaluieren

24.4 Motiviert lernen

Die Bereitschaft zu lernen ist von vielen Faktoren, den sogenannten Motivatoren, abhängig. Wie auch bei der Arbeitsmotivation können intrinsische und extrinsische Motivatoren unterschieden werden. Langfristig sind intrinsische Motivatoren, also Merkmale der Tätigkeit selbst, am wirksamsten.

Ordnen Sie die untenstehenden Motivatoren der passenden Kategorie zu.

Intrinsische Motivatoren	Extrinsische Motivatoren

Tab. 24.1a Motivatoren

Abwechslung, Anerkennung, Belohnung und Bestrafung in Form von Noten, Finanzielle Anreize, Ganzheitlichkeit, Grad der Selbstständigkeit, Kritik, Sinnhaftigkeit, Soziale Kontakte, Umgebung

24.4 Motiviert lernen

Lösung

Intrinsische Motivatoren	Extrinsische Motivatoren
• Sinnhaftigkeit • Abwechslung • Grad der Selbstständigkeit • Ganzheitlichkeit	• Umgebung • Soziale Kontakte • Belohnung und Bestrafung in Form von Noten • Anerkennung • Kritik • Finanzielle Anreize

Tab. 24.1b Motivatoren

24 Das eigene Lernen planen, durchführen und evaluieren

24.5 Lernen vorbereiten

Jeden Tag werden im Unterricht neue Lerninhalte vermittelt, die nach der dreijährigen Ausbildung in einer Prüfung angewandt und umgesetzt werden sollen. Am schnellsten und effektivsten werden die Inhalte verarbeitet, wenn der Lernstoff regelmäßig nach dem Unterricht bzw. zur Vorbereitung auf den nächsten Unterricht wiederholt wird. Die Grundlage für erfolgreiches Lernen ist eine gute Vorbereitung.

Überprüfen Sie mit Hilfe dieser Karte, welche wichtigen Tipps für ein erfolgreiches Lernen Sie bereits beherzigen und welche Ihnen noch fehlen.

24 Das eigene Lernen planen, durchführen und evaluieren

24.6 Vorlieben erkennen

Für das Lernen von Wissensinhalten und deren praktische Umsetzung ist es wichtig, möglichst viele stabile Verbindungen zwischen Nervenzellen im Gehirn in Form von Netzwerken aufzubauen. Das Gelernte wird auch besser vom Gehirn verarbeitet, wenn mehrere Sinnesorgane am Lernprozess beteiligt sind. Mit welchen Sinnesorganen Informationen effektiv aufgenommen und verarbeitet werden, ist von Mensch zu Mensch unterschiedlich. Die individuellen Unterschiede werden oft durch das Modell der Lerntypen erklärt.

Erläutern Sie die vier Lerntypen nach Frederic Vester.

24.6 Vorlieben erkennen

Der **visuelle Lerntyp** lernt durch Sehen und kann aus Bildern, Grafiken und während des Lesens die meisten Informationen verinnerlichen.
Der **auditive Lerntyp** lernt durch Hören und profitiert durch die Vertonung und mündliche Erklärung der Lerninhalte. Durch wiederholtes (und eigenes) Vorlesen, Besprechen und Hören kann er die Informationen gut verarbeiten und speichern.
Der **kommunikative Lerntyp** lernt durch Sprechen und verarbeitet Inhalte am besten durch die sprachliche Interaktion mit dem Lehrer.
Der **praktische Lerntyp** lernt durch Handeln in Form von manuellen Tätigkeiten. Das bedeutet z. B. zu versuchen und zu trainieren, Informationen mit geeigneten Hilfsmitteln wie Flipcharts, Spielen, Experimenten zu erlernen.

Weiterführende Frage

Welcher Lerntyp sind Sie?

24 Das eigene Lernen planen, durchführen und evaluieren

24.7 Lerninhalte zusammenfassen

Da das Gedächtnis nur eine bestimmte Menge an Informationen verarbeiten kann, ist es bei großen Stoffmengen sinnvoll, wichtige Informationen von weniger wichtigen zu unterscheiden und zumindest im Text zu markieren. Wirkungsvoller ist es, Inhalte zusammenzufassen und in eigenen Worten aufzuschreiben.

Erläutern Sie, welche Vorteile handschriftliche Notizen und Zusammenfassungen mit sich bringen.

24.7 Lerninhalte zusammenfassen

Inhalte werden besser verstanden und erinnert, wenn Mitschriften im Unterricht handschriftlich verfasst werden. Man beschränkt sich dann auf die wesentlichen Inhalte und fasst Punkte mit eigenen Worten zusammen. So werden Informationen bereits beim Zuhören verarbeitet und besser gelernt.
Auch bei der Nachbereitung der Inhalte zu Hause und der Vorbereitung auf eine Prüfung, können handschriftliche Zusammenfassungen komplexer Themen hilfreich sein und das Lernen fördern. Durch das Erfassen der wesentlichen Inhalte und das Formulieren in eigenen Worten wird das Verständnis und die Gedächtnisleistung gefördert. Zusätzlich liegen dadurch die wesentlichen Inhalte als Skript vor, mit dem später die wichtigen Punkte wiederholt werden können.

25 Auf die eigene Gesundheit achten

25.1 Pathogenese und Salutogenese

Die Pathogenese beschäftigt sich mit der Erklärung von Krankheiten, während es bei der Salutogenese um die Entstehung und Entwicklungsbedingungen von Gesundheit geht. Um sich trotz einer vorhandenen Erkrankung gesund zu fühlen, bedarf es einer Widerstandskraft, der sogenannten Resilienz.

Erläutern Sie, welche sieben Faktoren die Resilienz eines Menschen positiv beeinflussen können.

25.1 Pathogenese und Salutogenese

Die sieben Resilienzfaktoren oder auch Säulen der Resilienz lauten:

1. **Optimismus** – das Positive im Leben sehen
2. **Akzeptanz** – Dinge hinnehmen, die man nicht ändern kann
3. **Lösungsorientierung** – sich nicht auf Probleme konzentrieren und darum kreisen, sondern nach Lösungen suchen
4. **Opferrolle verlassen und handlungsfähig bleiben** – die Schuld für eigene Probleme nicht nur bei den anderen suchen und selbst dazu beitragen, dass sich Situationen verändern
5. **Netzwerke nutzen** – Familie, Freundeskreis, Kollegen usw. um Unterstützung bitten
6. **Verantwortung übernehmen** – Fehler zugeben und für diese einstehen
7. **Zukunft planen** – sich Ziele für die Zukunft setzen und sich auch Alternativen überlegen, falls die Pläne scheitern

25 Auf die eigene Gesundheit achten

25.2 Gesundheit und Krankheit

„Gesundheit ist dasjenige Maß an Krankheit, das es mir noch erlaubt, meinen wesentlichen Beschäftigungen nachzugehen.“ *Friedrich Nietzsche*
Der Blick auf die Leistungsfähigkeit ist gerade für die Kranken- und Rentenversicherungen am relevantesten: Ist bei einem kranken Versicherten eine Wiederherstellung der Arbeitskraft möglich oder muss eine Berentung angestrebt werden? Kann bereits im Vorfeld mit Angeboten der Gesundheitsförderung oder Maßnahmen der Krankheitsprävention etwas bewirkt werden?

Klären Sie den Unterschied zwischen Gesundheitsförderung und Krankheitsprävention.

25.2 Gesundheit und Krankheit

Bei der Gesundheitsförderung ist die zentrale Frage „Was hält uns gesund?“, während sich die Krankheitsprävention mit der Frage auseinandersetzt „Was macht uns krank?“. Gesundheitsförderung ist demnach ein Konzept der Salutogenese und Krankheitsprävention ein Konzept der Pathogenese, wenn auch das Ziel das gleiche zu sein scheint: *Den Menschen gesund halten.*

25 Auf die eigene Gesundheit achten

25.3 Stress

Laut WHO ist Stress eines der größten Gesundheitsrisiken des 21. Jahrhunderts. Durch beruflichen Stress bedingt kommt es zu vielen Fehlzeiten und Arbeitsausfällen und die Arbeitnehmer erlangen häufig nicht mehr ihre vollständige Berufsfähigkeit zurück.

Nennen Sie Belastungen bzw. Stressoren des Tätigkeitsfeldes OP.

25.3 Stress

- Bereitschaftsdienste über längeren Zeitraum und nachts
- Wechselschichten
- Überstunden
- Große körperliche Belastungen durch langes Stehen oder schweres Heben
- Patientenschicksale
- Negative Stimmungen im Team
- Notfallsituationen
- ...

Praxistipp

Gehen Sie in sich und ergänzen Sie die Liste auf Basis Ihrer eigenen Erfahrungen gerne weiter.

25 Auf die eigene Gesundheit achten

25.4 Ernährungslehre

Ernährung bedeutet für uns vielerlei Dinge. Sie steht u. a. für die Aufnahme lebensnotwendiger Substanzen, die Zufuhr von Energie oder schlichten Genuss. Ernährung kann simpel gesagt fleischhaltig oder fleischlos sein, doch egal für welche Form der Nahrungsaufnahme wir uns entscheiden, sie besteht immer aus verschiedenen Komponenten.

Ergänzen Sie die Lücken im Text mit den unten stehenden Begriffen

Kohlenhydrate sind der Treibstoff des Körpers. Ein Gramm enthält ca. ________________ .
Die empfohlene Tagesdosis liegt nach DGE bei ________ der Energiezufuhr.
Unser Körper besteht zu ________ aus Eiweiß. Unsere Muskulatur besteht zu ________ aus diesem Baustoff des Körpers. Ihr physiologischer Brennwert liegt bei ________ pro Gramm. Die DGE empfiehlt eine Tagesdosis von 0,8 g/kg Körpergewicht Protein. ________ der Energiezufuhr pro Tag sollte aus Eiweißen bestehen.
Ein Gramm Fett enthält ca. ________. Die DGE empfiehlt, eine Tagesdosis von ________ der Energiezufuhr über Fette zu erbringen.

4 kcal, 4 kcal, 9 kcal, 15 %, 15–20 %, 20 %, 30 %, 55–60 %

25.4 Ernährungslehre

Kohlenhydrate sind der Treibstoff des Körpers. Ein Gramm enthält ca. **4 kcal**. Die empfohlene Tagesdosis liegt nach DGE bei **55–60 %** der Energiezufuhr.
Unser Körper besteht zu **15–20 %** aus Eiweiß. Unsere Muskulatur besteht zu **20 %** aus diesem Baustoff des Körpers. Ihr physiologischer Brennwert liegt bei **4 kcal** pro Gramm. Die DGE empfiehlt eine Tagesdosis von 0,8 g/kg Körpergewicht Protein. **15 %** der Energiezufuhr pro Tag sollte aus Eiweißen bestehen.
Ein Gramm Fett enthält ca. **9 kcal**. Die DGE empfiehlt, eine Tagesdosis von **30 %** der Energiezufuhr über Fette zu erbringen.

25 Auf die eigene Gesundheit achten

25.5 Bewegungslehre

Die Arbeit im OP ist prädestiniert für Dysbalancen und Fehlbelastungen. Langes Stehen am OP-Tisch, das Halten von Extremitäten der Patienten, um diese z. B. regelhaft zu desinfizieren, sowie das Heben und Tragen schwerer Siebe, Röntgenschutzwesten, medizinischer Gerätschaften oder Instrumente fordern nach Feierabend ihren Tribut und bescheren uns nicht selten einen schmerzenden Rücken. Körperliche Aktivitäten, wie Bewegung und Sport, aber auch bereits das rückenschonende Arbeiten können den Problemen vorbeugen.

Erläutern Sie, welche Bewegungsempfehlungen für Erwachsene zur Prävention von Dysbalancen und Fehlbelastungen ausgesprochen werden.

25.5 Bewegungslehre

- Die offiziellen Bewegungsempfehlungen für Erwachsene liegen bei mindestens 150 Minuten wöchentlich ausdauerorientierte Bewegung, die etwas anstrengend ist (z. B. schnelles Gehen, Radfahren, Schwimmen) oder
- mindestens 75 Minuten wöchentlich eine ausdauerorientierte Bewegung, die anstrengend ist (z. B. Laufen, schnelles Radfahren oder schnelles Schwimmen).
- Darüber hinaus sollten zusätzlich mindestens 2 Tage/Woche muskelkräftigende Aktivitäten vollzogen werden, wie funktionsgymnastische Übungen oder das Bewegen von Lasten.
- Lange Sitzphasen sollten vermieden werden. Hier empfiehlt es sich, das Sitzen immer wieder durch körperliche Aktivitäten zu unterbrechen. Regelmäßiges Aufstehen, um einen kleinen Spaziergang oder kleine Dehnübungen zu machen, kann bereits Wunder bewirken.
- Entscheidend ist, dass monotone Haltungen und Bewegungsabläufe durch gegenläufige Bewegungen/Aktivitäten ausgeglichen werden.

26 Relevante rechtliche Regelungen kennen und anwenden

26.1 Delegation

Der Arbeitgeber hat das Recht, seinen Arbeitnehmerinnen und Arbeitnehmern im Rahmen des bestehenden Arbeitsverhältnisses bestimmte Tätigkeiten zuzuweisen und nähere Anweisungen über Art, Umfang, Zeit und Ort der Dienstleistung zu treffen. Zu diesem Direktions- bzw. Weisungsrecht des Arbeitgebers gehört in der Gesundheitsversorgung auch die Übertragung ärztlicher Aufgaben auf das nicht ärztliche Personal (Delegation).

Erläutern Sie die folgenden Begrifflichkeiten, die im Zusammenhang mit der Delegation von ärztlichen Aufgaben stehen.
Anordnungsverantwortung
Durchführungsverantwortung

26.1 Delegation

In den Fällen der Delegation trägt die Ärztin oder der Arzt in jedem Fall die Anordnungsverantwortung und die Pflegekraft die Durchführungsverantwortung.
Anordnungsverantwortung bedeutet, dass die Ärztin oder der Arzt die Auswahl, Anleitung und Überwachung der Pflegekraft, an die delegiert wurde, zu prüfen und zu verantworten hat.
Durchführungsverantwortung trägt die Pflegekraft, denn sie ist diejenige Person, die die angeordnete Maßnahme durchführt. Das bedeutet, dass die beauftragte Pflegekraft hierbei eigenständig und selbstverantwortlich alle Maßnahmen zu treffen hat, die zur sorgfältigen Ausführung der delegierten Tätigkeit gehören.

26 Relevante rechtliche Regelungen kennen und anwenden

26.2 Sozialrecht

Deutschland ist unter anderem ein Sozialstaat. Die Aufgabe eines solchen Staates besteht darin, mit Maßnahmen der Gesetzgebung dafür Sorge zu tragen, dass die Bürgerinnen und Bürger ein menschenwürdiges Leben führen können. Die Maßnahmen, die er zur Verbesserung der sozialen Verhältnisse ergreift, kennzeichnen die Sozialpolitik der jeweiligen Regierung. Mit ihnen soll erreicht werden, dass alle Bürgerinnen und Bürger ein Mindestmaß an sozialer Gerechtigkeit und sozialer Sicherheit erhalten.

Erklären Sie die Begriffe soziale Gerechtigkeit und soziale Sicherheit.

26.2 Sozialrecht

Soziale Gerechtigkeit meint, dass die Lebensbedingungen und Chancen in unserer Gesellschaft für alle annähernd gleich sein sollen. Der Staat versucht, einen Ausgleich zwischen Arm und Reich herzustellen, indem er z. B. Steuern abhängig vom Einkommen erhebt oder Kindern und Jugendlichen die gleichen Bildungschancen ermöglicht. Die soziale Gerechtigkeit kann in die Bereiche der Bedarfs-, Leistungs-, Generationen- und Chancengerechtigkeit unterteilt werden.
Soziale Sicherheit hat zum Ziel, im Leben eines Menschen die größten Risiken abzumildern. Dazu zählen v. a. Krankheit, Arbeitslosigkeit, Unfall, Alter und Pflegebedürftigkeit. Sozialleistungen sollen ergänzend Unterstützung oder Schutz gewähren.

26 Relevante rechtliche Regelungen kennen und anwenden

26.3 Arbeitsrecht

Der Regelungsgegenstand des Arbeitsrechts ist das Arbeitsverhältnis und seine Zwecksetzung ist der Schutz des Arbeitnehmers. Arbeitsnehmer ist, wer aufgrund eines privatrechtlichen Arbeitsvertrages für einen anderen unselbstständige Dienste leistet.

Erläutern Sie, auf welche Arten in Deutschland ein arbeitsrechtlich gültiger Arbeitsvertrag zustande kommen kann.

26.3 Arbeitsrecht

Die Freiheit, ohne Beachtung bestimmter Formen rechtswirksam handeln zu können, besteht grundsätzlich auch für Arbeitsverträge. Entgegen einer in der Arbeitnehmerschaft weitverbreiteten Ansicht kann ein Arbeitsvertrag daher **schriftlich**, **mündlich** oder durch **konkludentes (schlüssiges) Handeln** abgeschlossen werden.

26 Relevante rechtliche Regelungen kennen und anwenden

26.4 Haftungsrecht

Wenn eine Patientin oder ein Patient im Krankenhaus während einer OP einen Schaden erleidet, weil z. B. eine Pflegekraft einen Fehler gemacht hat, kann diese/r ggf. Schadenersatz und Schmerzensgeld fordern.

Erklären Sie, wer vom Patienten haftungsrechtlich in Anspruch genommen werden kann? Im Bürgerlichen Gesetzbuch (BGB) gibt es hierzu drei Aussagen.

26.4 Haftungsrecht

Folgende „Personen“ können in Haftungsanspruch genommen werden:
Die Pflegekraft: Bei vorwerfbarem fehlerhaftem Handeln, es gilt § 823 BGB. Dem einzelnen Mitarbeiter kann Anspruch auf Freistellung von der Haftung gegen den Träger zustehen (gefahrengeneigte Arbeit, Rechtsprechung des BAG).
Die Vorgesetzten:

- Bei Anleitungs- und Überwachungsfehlern, es gilt § 831 BGB
- Bei Organisationsfehlern, es gilt § 823 BGB

Der Träger (das Krankenhaus):

- Für fremdes Verschulden, es gilt § 278 BGB
- Bei Auswahl-, Anleitungs- und Überwachungsfehlern, es gilt § 831 BGB
- Bei Organisationsfehlern, es gilt § 823 Abs. 1 BGB

26 Relevante rechtliche Regelungen kennen und anwenden

26.5 Datenschutz-Grundverordnung

Die Datenschutz-Grundverordnung (DSGVO) ist eine europäische Richtlinie und gilt in Deutschland seit Mai 2018. Mit dieser neuen Verordnung soll der fortschreitenden Digitalisierung von Wirtschaft und Gesellschaft innerhalb Europas Rechnung getragen werden. Es geht darum, die Interessen von Verbraucherinnen und Verbrauchern und der Wirtschaft gleichermaßen zu berücksichtigen. Insbesondere die Bürgerinnen und Bürger sollen in ihrem Grundrecht auf informelle Selbstbestimmung ihrer Daten gestärkt werden.

Erläutern Sie folgende Begrifflichkeiten, die im Zusammenhang mit der DSGVO stehen.
Marktortprinzip
Transparenz für Verbraucher
Recht auf Vergessenwerden
Datenportabilität

26.5 Datenschutz-Grundverordnung

Marktortprinzip: Die Verordnung gilt nicht nur für Betriebe innerhalb der EU, sondern für alle Unternehmen, die ihre Waren und Dienstleistungen innerhalb der EU anbieten.
Transparenz für Verbraucher: Jede Verbraucherin/jeder Verbraucher hat das Recht zu erfahren, welche Unternehmen persönliche Daten über sie/ihn sammeln. Folglich müssen Unternehmen darlegen können, wann und zu welchem Zweck Kundendaten gespeichert werden. **Das gilt auch für Krankenhäuser**.
Recht auf Vergessenwerden: EU-Bürgerinnen und -Bürger haben das Recht, persönliche Daten löschen zu lassen. Gemeint sind damit Daten auf allen Formaten, elektronisch oder in Papierform.
Datenportabilität: Verbraucherinnen und Verbraucher haben das Recht, über die eigenen Daten zu bestimmen und diese z. B. zu einem anderen Unternehmen mitzunehmen.

27 Qualitäts- und Risikomanagement im OP kennen und anwenden

27.1 Grundbegriffe des Qualitätsmanagements

Unter Qualitätsmanagement versteht man alle aufeinander abgestimmten Tätigkeiten zum Leiten und Lenken einer Organisation, die darauf abzielen, die Qualität der angebotenen Leistungen zu verbessern.

Definieren Sie den Begriff Qualität im Allgemeinen und speziell für das Gesundheitswesen.

27.1 Grundbegriffe des Qualitätsmanagements

Grundsätzlich kann man sagen, dass Qualität den **Umfang der Anforderungserfüllung** eines Produkts oder einer Leistung beschreibt. Dafür bedarf es im Vorfeld festgelegter Qualitätsmerkmale, die diese Anforderung am besten beschreiben. Qualität als solches ist daher erst einmal **neutral**. Je seltener es bei den Merkmalen zu Abweichungen kommt, umso höher ist der **Grad der Qualität**. Erst jetzt bekommt Qualität eine Wertigkeit im Sinne von gut oder schlecht.

Unter **Qualität im Gesundheitswesen** versteht man eine ausreichende und zweckmäßige, d. h. patienten- und bedarfsgerechte, an der Lebensqualität orientierte, fachlich qualifizierte, aber auch wirtschaftliche medizinische Versorgung mit dem Ziel, die Wahrscheinlichkeit erwünschter Behandlungsergebnisse bei Individuen und in der Gesamtbevölkerung zu erhöhen.

27 Qualitäts- und Risikomanagement im OP kennen und anwenden

27.2 Werkzeuge des Qualitätsmanagements

Maßgeblich für ein etabliertes Qualitätsmanagement ist das kontinuierliche Überprüfen und Verbessern von Prozessen, Strukturen und Ergebnissen. Dies geschieht mithilfe verschiedener Werkzeuge.

Erläutern Sie die unten stehende Grafik. Wofür steht sie? Was bedeutet sie?

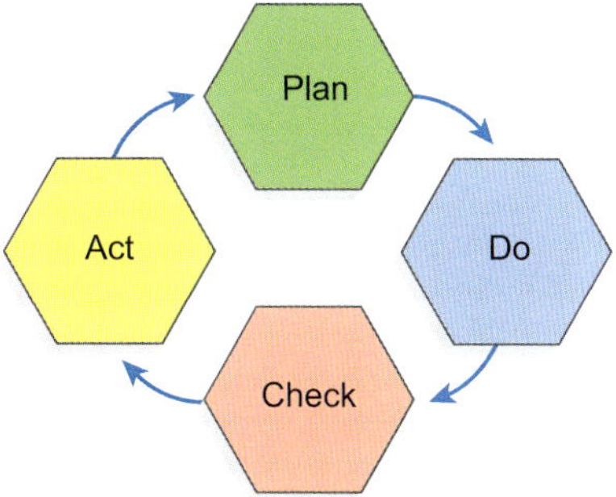

Abb. 27.1 Werkzeuge des Qualitätsmanagements [L143]

27.2 Werkzeuge des Qualitätsmanagements

Die Grafik zeigt den sogenannten **PDCA-Zyklus**. Er beschreibt das Vorgehen des kontinuierlichen Überprüfens und Verbesserns von Prozessen sowie Strukturen und stellt damit ein wichtiges Werkzeug des Qualitätsmanagements dar. Dies geschieht dadurch, dass Ziele festgelegt werden (**Plan**), Maßnahmen zu deren Erreichung entwickelt und umgesetzt werden (**Do**), deren Wirkung bezüglich der Zielerreichung geprüft werden (**Check**) und bei Bedarf adaptiert werden (**Act**).

27 Qualitäts- und Risikomanagement im OP kennen und anwenden

27.3 Qualitätssicherung und -management im OP

Der OP-Bereich mit seinen komplexen Verfahren ist ein kritisches Element der medizinischen Behandlung. Es bestehen verschiedene Risiken für Patienten und in der Folge für den gesamten Krankenhausbetrieb. Umso wichtiger sind hier die Etablierung eines Systems qualitätssichernder Maßnahmen und deren Weiterentwicklung im Sinne eines QM-Systems.

Nennen Sie Maßnahmen im OP, die zur Qualitätssicherung und -verbesserung beitragen.

27.3 Qualitätssicherung und -management im OP

- Regelmäßige technische Prüfung von Medizinprodukten
- Vorliegen der notwendigen Sachkunde im Umgang mit Röntgenstrahlung und deren regelmäßige Auffrischung
- Vorliegen notwendiger Aufbereitungsanleitungen für Medizinprodukte
- Regelmäßige Validierung von Reinigungsgeräten und Sterilisatoren
- Patientenarmbänder zur eindeutigen Identifikation
- Team-Time-Out vor OP-Beginn
- Arbeiten mit Checklisten
- Verwendung von aktuellen Standards für alle Eingriffe
- Anwendung des 4-Augen-Prinzips bei Zählkontrollen und entscheidenden Tätigkeiten, wie Probenentnahmen

Praxistipp

Sie finden bestimmt noch weitere Maßnahmen in Ihrer täglichen Arbeit.

27 Qualitäts- und Risikomanagement im OP kennen und anwenden

27.4 Risikomanagement im OP

Grundsätzlich sind Qualitätsmanagement und Risikomanagement zwei sich ergänzende und unverzichtbare Bereiche zur Sicherstellung einer hochwertigen Behandlung nach modernen Standards. Unter einem Risikomanagementsystem versteht man die Gesamtheit aller organisatorischen Maßnahmen, die zur Erkennung, Analyse und Verhinderung von Risiken getroffen werden.

Erklären Sie, was James Reason mit seinem Schweizer-Käse-Modell in Bezug zu Fehlerkultur zum Ausdruck bringen will.

27.4 Risikomanagement im OP

Bei diesem Modell wird davon ausgegangen, dass sich u. a. durch lokale Auslöser, innere Defekte, unsichere Handlungen, psychologische Vorläufer, atypische Bedingungen oder latente Fehler eine potenzielle Gefahr ergibt. Die Schutzmechanismen eines Systems werden als hintereinander gestaffelte Hürden dargestellt. Da nie eine hundertprozentige Sicherheit erreicht werden kann, weisen alle diese Barrieren zwangsläufig Lücken auf, die für Schwächen im Sicherheitssystem stehen. Ein potenzieller Fehler kann gewissermaßen durch diese Breschen hindurchschlüpfen. Zu einem „echten" Zwischenfall kommt es jedoch nur, wenn die Durchlässe direkt hintereinander liegen, anderenfalls wird die drohende Gefahr an der jeweils nächsten Sicherheitsbarriere gestoppt. Dieses Modell ist dynamisch zu verstehen. Die Schutzmechanismen und die dazugehörigen Lücken sind ebenso wie die Arbeitswelt einem ständigen Wechsel unterzogen und können deshalb nicht fest für ein bestimmtes System aufgestellt werden.

28 Betriebswirtschaftliche Grundlagen des Krankenhausbetriebs kennen

28.1 Grundlagen wirtschaftlichen Arbeitens

Spricht man über Wirtschaftlichkeit, bewertet man den Ertrag einer Leistung in Bezug zu den damit verbundenen Kosten. Kosten sind die im Rahmen einer Leistungserstellung verbrauchten Güter. Sind die Erträge aus einer Leistung, wie z. B. eines operativen Eingriffs, höher als alle damit verbundenen Kosten, bezeichnet man diese Leistung als wirtschaftlich. In diesem Zusammenhang sind die Begriffe der Effektivität und der Effizienz zu definieren.

Erläutern Sie die Begriffe Effektivität und Effizienz.
Effektivität:
Effizienz:

28.1 Grundlagen wirtschaftlichen Arbeitens

Effektivität beschreibt die Art und Weise der praktischen Umsetzung. Effektivität bedeutet folglich, bestmöglich das gewünschte Ergebnis zu erreichen. Dies kann sich sowohl auf die Güte als auch auf die Menge bzw. Häufigkeit der Ergebniserreichung beziehen.
Verbessert man Effizienz und Effektivität, führt dies zu steigender Wirtschaftlichkeit.
Effizienz bewertet die eingesetzten Mittel in Bezug auf ein gewünschtes Ergebnis. Das bedeutet, je geringer der Mitteleinsatz (Aufwand) im Verhältnis zum erzielten Ergebnis ist, als umso effizienter ist dieser zu bezeichnen.

28 Betriebswirtschaftliche Grundlagen des Krankenhausbetriebs kennen

28.2 Die Kostenseite

Wie jedem bekannt sein sollte, kosten Behandlungen und Therapien sowie der reine Aufenthalt im Krankhaus Geld. In erster Linie dem Betreiber, da er sämtliche notwendige Güter zur Verfügung stellt. In diesem Zusammenhang unterscheidet man vier Formen von Kosten.

Definieren Sie folgende Kostenbegriffe und ordnen Sie zu jedem eins der untenstehenden Beispiele zu (Mehrfachnennung möglich).

Direkte Kosten:
Indirekte Kosten:
Variable Kosten:
Fixkosten:

Abdeckmaterialien, Narkosegas, Nahtmaterial, Personalkosten OTA

28.2 Die Kostenseite

Direkte und indirekte Kosten unterscheiden Kosten nach ihrer Feststellbarkeit:

- **Direkte Kosten:** Diese können einer erbrachten Leistung, z. B. einer OP, unmittelbar zugeordnet werden. Die verwendeten Verbrauchsgüter können ziemlich genau der jeweiligen OP zugeordnet und abgerechnet werden. Bsp.: **Nahtmaterial**; **Abdeckmaterialien**; **Personalkosten OTA**
- **Indirekte Kosten:** Diese Kosten können nur mittels Schätzung, z. B. einer individuellen Operation, zugeordnet werden, da sie entweder unabhängig davon anfallen, ob und was operiert wird, oder wenn sie explizit anfallen, ihr exakter Verbrauch nicht messbar ist. Bsp.: **Personalkosten OTA**; **Narkosegas**

Variable und fixe Kosten unterscheiden sich bezüglich ihrer Entstehung:

- **Variable Kosten:** Dies sind Kosten, die dann relevant werden, werden die Leistung bzw. das Material benötigt und verbraucht wird. Je mehr Material benötigt wird, umso höher sind die damit verbundenen Kosten. Sie variieren folglich nach Bedarf. Bsp.: **Nahtmaterial**; **Abdeckmaterialien**; **Narkosegas**
- **Fixkosten:** Diese entstehen immer und unabhängig von einer erbrachten Leistung. Sie laufen quasi im Hintergrund mit, ob nun operiert wird oder nicht. Bsp.: **Personalkosten OTA**

MERKE

Es zeigt sich, dass Kosten basierend auf Feststellbarkeit zugleich auch Kosten auf Basis der Entstehung sein können und umgekehrt. Sie schließen sich folglich nicht gegenseitig aus und mehrfach Nennungen sind daher legitim.

28 Betriebswirtschaftliche Grundlagen des Krankenhausbetriebs kennen

28.3 Die Leistungsseite

Während außerhalb der Patientenversorgung Dienstleistungen und Angebote der unternehmerischen Freiheit unterliegen, ist der größte Teil der medizinisch-therapeutischen Angebote durch eine Vielzahl von Rechtsnormen geregelt. Innerhalb dieser Rechtsnormen sind Angebote und deren Preise strikt geregelt, was Kliniken und ambulante Praxen in ihrem unternehmerischen Handeln zum einen einschränkt, zum anderen aber auch eine finanzielle Sicherheit gibt. Die Finanzierung eines Klinikbetriebes erfolgt in Deutschland durch ein duales Finanzierungssystem.

Erklären Sie, was sich hinter dem Begriff „duales Finanzierungssystem“ verbirgt.

28.3 Die Leistungsseite

Duales Finanzierungssystem bedeutet, dass die **reinen Behandlungskosten** durch die **Krankenversicherung** übernommen, während **die Kosten für den Bau und die bauliche Sanierung von Kliniken** sowie für **Ersatzinvestitionen aus der Medizintechnik** durch die einzelnen **Bundesländer** bzw. den Träger des Krankenhauses erfolgen.

28 Betriebswirtschaftliche Grundlagen des Krankenhausbetriebs kennen

28.4 Krankenhausfinanzierung

Das Krankenhausfinanzierungsgesetz (KHG) regelt das System der dualen Finanzierung der Krankenhäuser. Die leistungsgerechte Finanzierung der stationären Behandlung, einschließlich einer möglichen vor- und nachstationären Behandlung, erfolgt durch dafür festgelegte Pflegesätze. Deren Gestaltung ist durch eine Vielzahl von weiteren Rechtsverordnungen und Gesetzen festgeschrieben. Seit 2004 erfolgt die Vergütung einer stationären Behandlung durch sogenannte DRG.

Erläutern Sie den Begriff DRG.

28.4 Krankenhausfinanzierung

Es handelt sich bei diesen Diagnosis Related Groups (kurz: DRG), zu Deutsch: diagnosebezogene Gruppen, um Pauschalbeträge für stationäre Behandlungen. Dauer, Aufwand und Komplexität können sich hier im erheblichen Maße unterscheiden. Derzeit gibt es hierfür daher über 1100 solcher Fallpauschalen. Grundsatz dieser Art der Kostenerstattung ist, dass gleiche Behandlungen (Fallpauschalen) unabhängig von dem damit verbundenen individuellen Aufwand stets mit dem gleichen Betrag erstattet werden. Damit dieser Betrag dem Durchschnitt der anfallenden Kosten entspricht, werden die einzelnen Kostenbestandteile von ausgewählten Krankenhäusern durch ein unabhängiges Institut erhoben und in einer Fallpauschale zusammengeführt.

28 Betriebswirtschaftliche Grundlagen des Krankenhausbetriebs kennen

28.5 Träger und Führungsstrukturen im Gesundheitswesen

Träger oder auch Betreiber von Krankenhäusern sind zumeist folgende Institutionen:

- Kommunale Träger (Landkreise, Städte, Bezirke, Verwaltungsgemeinschaften)
- Bundesländer und die Bundesrepublik (Universitätsklinika, Deutsches Herzzentrum, Bundeswehrkrankenhäuser)
- Kirchliche Träger
- Versicherungen, Knappschaften und Berufsgenossenschaften
- Stiftungen (Alfried Krupp von Bohlen und Halbach-Stiftung, Robert Bosch Stiftung)
- Private Klinikbetreiber

Erklären Sie, was alle diese verschiedenen Träger in Bezug auf die Krankenhausbetriebswirtschaft gemeinsam haben.

28.5 Träger und Führungsstrukturen im Gesundheitswesen

Egal welche Form von Träger das Krankenhaus betreibt, er/sie trägt am Ende das wirtschaftliche Risiko, indem er/sie an Gewinn und Verlust des Krankenhauses partizipiert. Er/sie beaufsichtigt die Klinikleitung vor Ort durch entsprechende Gremien, wie z. B. Aufsichtsrat oder Stiftungsrat.

28 Betriebswirtschaftliche Grundlagen des Krankenhausbetriebs kennen

28.6 OP-Management

Der Begriff „Management" ist grundsätzlich nicht einheitlich definiert. Er umschreibt zum einen die Führung eines Unternehmens oder eines Geschäftsbereiches. Zum anderen umfasst er auch die Führung der Mitarbeiter im jeweiligen Zuständigkeitsbereich, der jeweiligen Organisation. Spricht man von **OP-Management**, beschreibt dieser Begriff die oben genannten Zuständigkeiten in einer Operationsabteilung. Das OP-Management legt somit die Grundlagen und die Strategie fest, mit der die Organisation des OP-Bereiches, seiner Mitarbeitenden und seiner Prozesse im täglichen Betrieb effizient und effektiv funktioniert. Trotz der immensen und unumstrittenen Relevanz eines OP-Managements haben sich unterschiedliche Führungsmodelle rund um das OP-Management in den deutschen OPs etabliert.

Erläutern Sie den Unterschied zwischen folgenden Begriffen.
Vertikale Verantwortungsstruktur:
Geteilte Verantwortungsstruktur:

28.6 OP-Management

Vertikale Verantwortungsstruktur:
In dieser Struktur ist dem OP-Management die Verantwortung für die Mitarbeiterinnen und Mitarbeiter der OP- und Anästhesiepflege und für alle Prozesse vor, während und nach einer Operation zugeordnet. Zumeist gehört auch der Sterilisationsbereich zu diesem Verantwortungsbereich sowie die Verantwortung für die Lagerhaltung des OPs. Unterstützt wird das OP-Management durch nachgeordnete Leitungen der Pflege und/oder des Sterilisationsbereiches sowie eine OP-Koordinationsstelle. Man könnte sagen, dass in dieser Struktur alles aus einer Hand kommt, daher spricht man hier auch von einem **„echten" OP-Management**.
Geteilte Verantwortungsstruktur:
In dieser Struktur liegt die **Verantwortung für Organisation und Prozesse** in den Händen des **OP-Managements** und die **Verantwortung für das OP-Personal** (OP-Pflege, OTA, Anästhesiepflege, AEMP) in den Händen der pflegerischen **OP-Leitung**. Beide zusammen stimmen sich regelhaft ab, um einen kontinuierlich stabilen Ablauf zu gewährleisten.

29 Berufliches Handeln im gesellschaftlichen Kontext gestalten

29.1 Menschenrechte

Drei Jahre nach dem Ende des Zweiten Weltkriegs mit Millionen Toten und unvorstellbaren Kriegsverbrechen beschlossen die Vereinten Nationen (UN) die „Allgemeine Erklärung der Menschenrechte".

Nennen Sie den Satz, mit dem die allgemeine Erklärung der Menschenrechte beginnt.

29.1 Menschenrechte

„Alle Menschen sind frei und gleich an Würde und Rechten geboren."
Die vollständige Erklärung ist zu finden unter: www.un.org/depts/german/menschenrechte/aemr.pdf

29 Berufliches Handeln im gesellschaftlichen Kontext gestalten

29.2 Verfassungsrechtliche Grundlagen der Bundesrepublik Deutschland

Die Idee der Menschenrechte ist auch im Grundgesetz der Bundesrepublik Deutschland enthalten: Die Art. 1–19 umfassen die Grundrechte. Neben den Menschenrechten, die für alle Menschen in der Bundesrepublik Deutschland gelten, gibt es noch die Bürgerrechte für Menschen mit deutscher Staatsbürgerschaft. Zusätzlich zu den Grundrechten bestimmt das Grundgesetz auch den staatlichen Aufbau der Bundesrepublik Deutschland.

Erläutern Sie in diesem Zusammenhang folgende Begriffe.
Staatsgebiet:
Staatsvolk:
Staatsgewalt:

29.2 Verfassungsrechtliche Grundlagen der Bundesrepublik Deutschland

Diese drei Faktoren machen einen Staat aus: Staatsgebiet, Staatsvolk und Staatsgewalt.

- Das Staatsgebiet ist ein bestimmter Teil der Erdoberfläche.
- Das Staatsvolk umfasst alle Menschen, welche die jeweilige Staatsbürgerschaft besitzen.
- Die Staatsgewalt bedeutet, dass Herrschaftsausübung möglich ist, also der Staat seine Aufgaben erfüllen kann.

29 Berufliches Handeln im gesellschaftlichen Kontext gestalten

29.3 Staatsordnung der Bundesrepublik Deutschland

Damit die Bundesrepublik Deutschland ihre Aufgaben erfüllen kann, legt das Grundgesetz auch eine Staatsordnung fest. Hier heißt es u. a., dass das Prinzip der Gewaltenteilung gilt: Die Organe der Legislative, der Exekutive und der Judikative sind demnach zu trennen.

Ordnen Sie den folgenden Definitionen das passende Staatsorgan zu.

Die __________ nennt sich auch die vollziehende Gewalt. Sie ist die politische Führung Deutschlands und wird vertreten durch die Bundesregierung, bestehend aus Bundeskanzler(in) und den Bundesministern.

Die __________ nennt man auch die gesetzgebende Gewalt. Sie wird in Deutschland allen voran vom Bundestag und dem Bundesrat ausgeübt und stattet diese beiden Organe mit der Fähigkeit aus, neue Gesetze zu erlassen und/oder bestehende abzuändern oder sogar außer Kraft zu setzen.

Die __________ nennt sich auch die rechtsprechende Gewalt. Sie wird in Deutschland u. a. repräsentiert durch das Bundesverfassungsgericht. Dies ist in der Lage, sowohl den Bundeskanzler oder Bundesminister als auch den Bundestag oder Bundesrat aufzuhalten, wenn sie etwas tun oder beschließen, was gegen die Verfassung verstößt.

Exekutive, Judikative, Legislative

29.3 Staatsordnung der Bundesrepublik Deutschland

Die **Exekutive** nennt sich auch die vollziehende Gewalt. Sie ist die politische Führung Deutschlands und wird vertreten durch die Bundesregierung, bestehend aus Bundeskanzler(in) und den Bundesministern.
Die **Legislative** nennt man auch die gesetzgebende Gewalt. Sie wird in Deutschland allen voran vom Bundestag und dem Bundesrat ausgeübt und stattet diese beiden Organe mit der Fähigkeit aus, neue Gesetze zu erlassen und/oder bestehende abzuändern oder sogar außer Kraft zu setzen.
Die **Judikative** nennt sich auch die rechtsprechende Gewalt. Sie wird in Deutschland u. a. repräsentiert durch das Bundesverfassungsgericht. Dies ist in der Lage, sowohl den Bundeskanzler oder Bundesminister als auch den Bundestag oder Bundesrat aufzuhalten, wenn sie etwas tun oder beschließen, was gegen die Verfassung verstößt.

29 Berufliches Handeln im gesellschaftlichen Kontext gestalten

29.4 Presse- und Meinungsfreiheit

Einzelne Bürger können sich nur dann eine politische Meinung bilden, wenn sie umfassend informiert sind. Diese Bündelung und Weiterleitung von Informationen übernehmen Massenmedien. Zum Schutz dieser gibt es die in Artikel 5 des Grundgesetzes (GG) zugesicherte Presse- und Meinungsfreiheit.

Erläutern Sie die Bedeutung des Absatzes 1 von Artikel 5 des GG.
Art. 5 GG: „(1) Jeder hat das Recht, seine Meinung in Wort, Schrift und Bild frei zu äußern und zu verbreiten und sich aus allgemein zugänglichen Quellen ungehindert zu unterrichten. Die Pressefreiheit und die Freiheit der Berichterstattung durch Rundfunk und Film werden gewährleistet. Eine Zensur findet nicht statt."

29.4 Presse- und Meinungsfreiheit

Absatz 1 des Artikels 5 schützt vor staatlichen Eingriffen. Zum Beispiel sind Meinungsäußerungen nicht strafbar, staatliche Überwachung und Unterdrückung von Veröffentlichungen sind unzulässig, Behörden müssen den Medien Auskunft geben und Journalisten brauchen Informanten nicht preiszugeben.

30 Kommunikation

30.1 Medizinische Fachsprache

Medizinische Fachsprache ist das Werkzeug sowohl des ärztlichen als auch des Pflegepersonals im gesamten Krankenhaus. Medizinische Fachsprache bedient sich in erster Linie der lateinischen und griechischen Sprache, verwendet aber durchaus auch deutsche Begriffe.

Beschriften Sie die Richtungsangaben in der unten stehenden Abbildung.

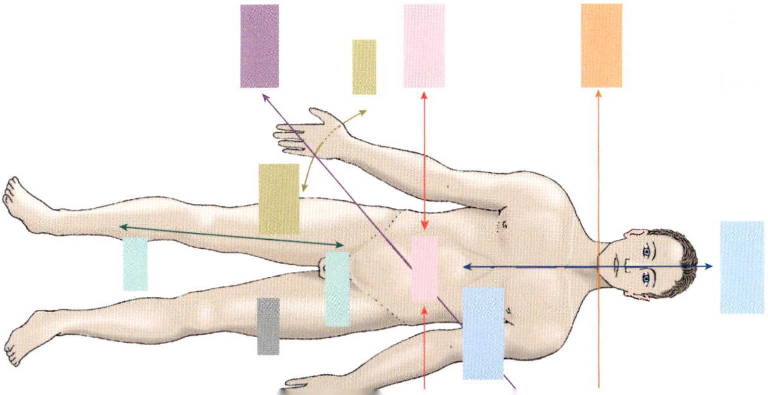

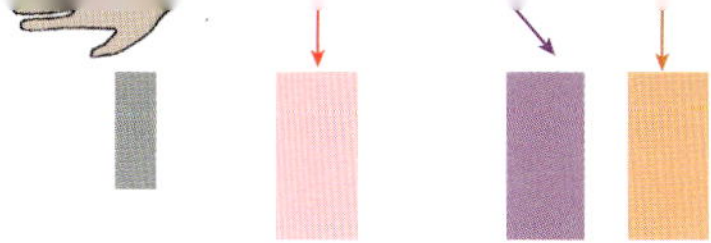

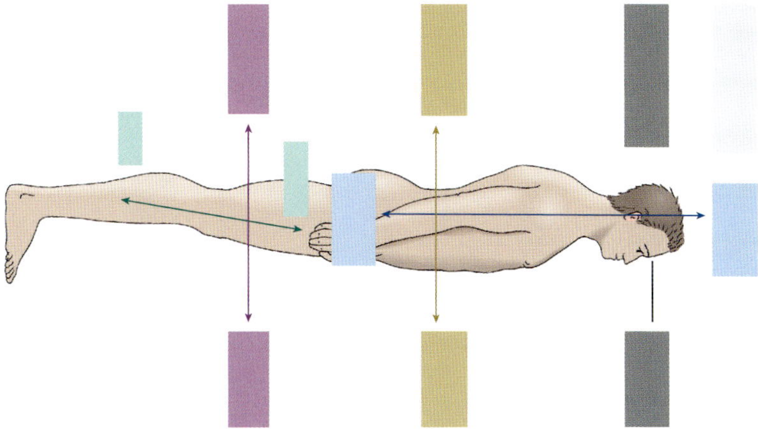

Abb. 30.1a Richtungsbezeichnungen zur Orientierung am menschlichen Körper [L190]

30 Kommunikation

30.2 Fünf Axiome der Kommunikation

Der österreichische Psychologe und Kommunikationswissenschaftler Paul Watzlawick stellte fünf Grundregeln auf, sog. Axiome, welche die menschliche Kommunikation und ihre Widersprüchlichkeiten erklären sollen.

Nennen und erklären Sie die fünf Axiome nach Paul Watzlawick.

30.2 Fünf Axiome der Kommunikation

1. **Man kann nicht nicht kommunizieren.** Dies bedeutet, dass jedes Verhalten, sei es verbal oder nonverbal, eine Form der Kommunikation darstellt.
2. **Jede Kommunikation hat einen Inhalts- und einen Beziehungsaspekt, derart, dass Letzterer den Ersteren bestimmt und daher eine Metakommunikation ist.** Der Inhaltsaspekt beschreibt die reine Weitergabe einer Information. Der Beziehungsaspekt beschreibt, wie nach Wunsch des Senders der Empfänger die Information verstehen soll. Wichtig ist, in welcher Beziehung Sender und Empfänger zueinander stehen.
3. **Die Natur einer Beziehung ist durch die Interpunktion der Kommunikationsabläufe seitens der Partner bedingt**. Dies bedeutet **Ursache und Wirkung, Reiz und Reaktion**. Die Kommunikation bzw. das Verhalten des Senders bewirken als Reiz eine Reaktion beim Empfänger und umgekehrt.
4. **Menschliche Kommunikation bedient sich digitaler und analoger Modalitäten.** Digital bedeutet, dass Informationen in Worte oder Sprache gefasst und klar benannt werden, während analog meint, dass Bilder, Zeichnungen, Gestik, Mimik oder Tonfall eingesetzt werden.
5. **Zwischenmenschliche Kommunikationsabläufe sind entweder symmetrisch oder komplementär**, je nachdem, ob die Beziehung zwischen den Partnern auf Gleichheit oder Unterschiedlichkeit beruht: Sender und Empfänger interagieren entweder auf Augenhöhe (symmetrisch) oder einer hat die Oberhand über den anderen und bestimmt somit die „Richtung" der Interaktion (komplementär).

30 Kommunikation

30.3 Vier-Schnäbel-und-Ohren-Modell

Friedemann Schulz von Thun, Kommunikationspsychologe aus Hamburg, entwickelte ein Modell, mit dessen Hilfe sich zwischenmenschliche Interaktion aufschlüsseln und analysieren lässt. Schulz von Thun geht mit seinem Vier-Schnäbel-und-Ohren-Modell davon aus, dass eine Äußerung/Information/Botschaft nicht nur auf einer Ebene stattfindet und verstanden werden kann, sondern insgesamt vier Seiten besitzt.

Erläutern Sie die in der untenstehenden Grafik dargestellten vier Seiten einer Nachricht.

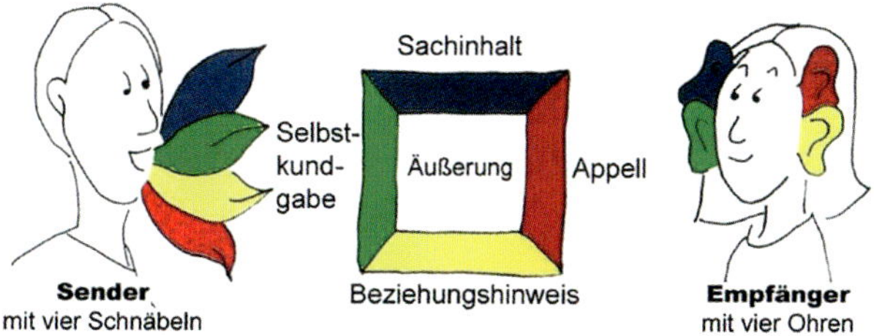

Abb. 30.2 Vier Seiten einer Nachricht (Prof. Dr. Friedemann Schulz von Thun, Schulz von Thun-Institut für Kommunikation)

30.3 Vier-Schnäbel-und-Ohren-Modell

- **Sachinhalt:** Der Sachinhalt beschreibt, worüber der Sender informieren möchte bzw. welche sachliche Information der Empfänger heraushören kann.
- **Selbstkundgabe:** In jeder Nachricht, die ein Sender äußert, verbirgt sich ein Stück Information über sich selbst. Dies kann sowohl eine gewollte Selbstdarstellung als auch eine unfreiwillige Selbstenthüllung sein.
- **Beziehungshinweis:** Der Beziehungshinweis zeigt auf, was der Sender von dem Empfänger hält und wie die beiden zueinander stehen. Das dazugehörige Empfängerohr ist meistens das empfindlichste, denn diese Seite der Nachricht gibt ihm Aufschluss darüber, wie er sich als Person behandelt zu fühlen hat.
- **Appell:** Die letzte Seite einer Nachricht ist der Appell. Er weist auf eine Veranlassungsabsicht hin. Was möchte der Sender mit der reinen Information bezwecken bzw. was hört der Empfänger, was er auf Basis der Information tun soll.

30 Kommunikation

30.4 Transaktionsanalyse

Mitte des 20. Jahrhunderts entwickelte der amerikanische Psychiater Eric Berne das Modell der Transaktionsanalyse. Das Modell basiert auf psychoanalytischen Erkenntnissen und dient in erster Linie dem Verständnis und der Lösung von Kommunikationsstörungen und Konflikten.

Erklären Sie, warum das Erwachsenen-Ich nach Eric Berne am besten geeignet ist, um Kommunikationsstörungen zu vermeiden und Konflikte zu lösen.

30.4 Transaktionsanalyse

Definition **Erwachsenen-Ich**: In diesem Ich-Zustand verhält sich der Mensch auf einer vermeintlich objektiven Ebene, indem er mit Vernunft und Einsicht argumentiert. Er nimmt eine Einschätzung seiner Umwelt auf der objektiven Ebene vor und berechnet die sich für ihn ergebenden Möglichkeiten und Wahrscheinlichkeiten aufgrund seiner bisher gemachten Erfahrungen.
Das Erwachsenen-Ich wirkt sich i. d. R. immer positiv auf Kommunikationen aus, da es geprägt ist von Objektivität und Sachlichkeit sowie gegenseitigem Respekt. Emotionalität und eigene Befindlichkeiten haben in seiner Kommunikation keinen Platz. Menschen, die auf der Ebene des Erwachsenen-Ichs kommunizieren, tun dies symmetrisch, sprich auf Augenhöhe. Kommunizieren Sender und Empfänger auf dieser Ebene, können am besten Beziehungen aufgebaut, verbessert, entwickelt und gepflegt werden.

30 Kommunikation

30.5 Klientenzentrierte Gesprächsführung

Die klientenzentrierte Gesprächsführung wurde von dem amerikanischen Psychologen Carl R. Rogers entwickelt. Sie dient in erster Linie der Verwirklichung einer gelingenden Gesprächsdynamik in einer Therapie- oder Beratungssituation. Dennoch lässt sie sich auch in Gesprächssituationen zwischen Auszubildenden und Praxisanleitenden, Arbeitnehmer und Vorgesetzten o. Ä. zur Anwendung bringen. Die Kernidee ist es dabei, in der Gesprächssituation zum Gesprächspartner eine Beziehung herzustellen, die durch die Verwirklichung der von Rogers formulierten (Berater-)Merkmale gekennzeichnet ist:

Erklären Sie die folgenden Begrifflichkeiten.
Echtheit und Kongruenz
Unbedingte Wertschätzung
Einfühlendes Verstehen

30.5 Klientenzentrierte Gesprächsführung

Echtheit oder Kongruenz: Dies bedeutet Übereinstimmung mit sich selbst. Diese Kongruenz, für die heute oft auch der Ausdruck „Authentizität" gebraucht wird, erfordert ein Offensein für sich selbst, für das eigene Erleben.
Unbedingte Wertschätzung: Dies bedeutet, eine Person zu schätzen, ungeachtet der verschiedenen Bewertungen, die man selbst ihren verschiedenen Verhaltensweisen gegenüber hat. Die Beratende muss sich darum bemühen, den Klienten zu akzeptieren und anzunehmen, unabhängig davon, was die Klientin oder der Klient äußert, unabhängig davon, wie die Klientin oder der Klient sich gerade gibt.
Einfühlendes Verstehen: Dies funktioniert, indem sich die Beratende jeweils auf die gefühlsmäßigen Empfindungen (Vorstellungen, Einstellungen, Werte) des Klienten konzentriert und versucht, diese vom Bezugspunkt des Klienten her zu verstehen, und dem Klienten dies so Verstandene möglichst präzise mitteilt.

31 Patienten fachkundig betreuen und begleiten

31.1 Wahrnehmung und Wahrnehmungsstörungen

Wahrnehmung im engeren biologischen Sinn ist der Prozess der Aufnahme und Verarbeitung von sensorischen Informationen bzw. Reizen durch die Sinnesorgane. Im erweiterten, physiologischen Sinn umfasst der Begriff Wahrnehmung zusätzlich die Prozessierung und Interpretation von Sinnesreizen.

Nennen Sie die fünf klassischen Sinneswahrnehmungen und erläutern Sie, von welchen subjektiven Faktoren diese abhängig sind.

31.1 Wahrnehmung und Wahrnehmungsstörungen

Die Sinneswahrnehmungen können sein:

- Visuell (sehen)
- Auditiv (hören)
- Kinästhetisch (fühlen)
- Olfaktorisch (riechen)
- Gustatorisch (schmecken)

Wahrnehmung ist von vielen verschiedenen Faktoren abhängig:

- Von den Rollen, Normen, Werten und der Kultur, mit denen der Mensch aufwächst
- Von seinen Vorerfahrungen mit ähnlichen Situationen
- Von der aktuellen psychischen und physischen Verfassung. *Hat der Mensch gerade Angst, freut er/sie sich oder fühlt er/sie sich gesund oder krank?*

31 Patienten fachkundig betreuen und begleiten

31.2 Patientenbeobachtung

Im Umgang mit Patienten spielt jedoch nicht nur die **Wahrnehmung** eine große Rolle, sondern vielmehr die **Beobachtung**.

Erklären Sie, was unter Beobachtung zu verstehen ist und was das Ziel einer Patientenbeobachtung ist.

31.2 Patientenbeobachtung

Beobachtung bedeutet die zielgerichtete Erfassung der aktuellen Umwelt durch die Sinnesorgane und das Festhalten des Erfassten in schriftlicher Form. Die Verwendung von Hilfsmitteln ist dabei nicht nur erlaubt, sondern auch erwünscht.
Das Ziel einer Patientenbeobachtung ist es, Probleme und Komplikationen rechtzeitig zu erkennen und ihnen entgegenzuwirken.

31 Patienten fachkundig betreuen und begleiten

31.3 Persönlichkeitstheorien

Um zu verstehen, was in einem anderen Menschen vorgeht und wieso er sich in einer Situation verhält, wie er sich verhält, ist es von notwendiger Relevanz, sich mit den Konzepten zur psychischen Entwicklung von Menschen auseinanderzusetzen, den sogenannten Persönlichkeitstheorien. Die zwei bekanntesten Vorreiter sind hier Erik Erikson und Sigmund Freud.

Erläutern Sie die Unterschiede zwischen Eriksons und Freuds entwicklungspsychologischen Theorien.

31.3 Persönlichkeitstheorien

Während Sigmund Freud sein Hauptaugenmerk auf die kindliche Entwicklung des Menschen lenkte, betrachtete Erik Erikson in seiner psychosozialen Entwicklungstheorie alle Lebensphasen des Menschen. Freud definiert somit, dass alle prägenden Erfahrungen während der Kindheit geschehen und die Persönlichkeitsentwicklung dem Grunde nach im Erwachsenenalter abgeschlossen ist.

31 Patienten fachkundig betreuen und begleiten

31.4 Umgang mit Menschen in unterschiedlichen Lebenssituationen

Im Alltag des Tätigkeitsfeldes OP begegnen uns Menschen in unterschiedlichen Lebensabschnitten und -situationen. So können wir es mit Kindern, hochbetagten Menschen, aber auch Menschen mit suizidalen Tendenzen und/oder Abhängigkeitserkrankungen zu tun bekommen.

Überlegen Sie welcher Satz zu welcher Lebenssituation gehört.

... Patientinnen und Patienten leiden häufig an unterschiedlichen Begleiterkrankungen, einer sogenannten Multimorbidität. Hier ist besondere Aufmerksamkeit und Vorbereitung von Seiten der OTA gefragt.

... Patientinnen und Patienten muss immer mit einer besonderen Empathie und Wertschätzung begegnet werden. Sie befinden sich in einer besonderen Lebenssituation und benötigen dringend Unterstützung und Verständnis. Das Einbeziehen von Freunden und Angehörigen kann hier lebensrettend sein.

... Patientinnen und Patienten erfordern besondere Aufmerksamkeit während ihres Aufenthalts im OP. Hier kann das Durchführen einer Vollnarkose aufgrund erhöhter Medikamententoleranzen erschwert sein sowie das Risiko von intra- und postoperativen Komplikationen aufgrund von z. B. erhöhten Blutungsneigungen steigen.

... Patientinnen und Patienten tendieren aufgrund ihrer Physiologie zu einem erhöhten Wärmeverlust. Sie bedürfen daher eines besonders sorgfältigen Wärmemanagements.

Abhängige, Ältere und hochbetagte, Kindliche, Suizidgefährdete

31.4 Umgang mit Menschen in unterschiedlichen Lebenssituationen

Ältere und hochbetagte Patientinnen und Patienten leiden häufig an unterschiedlichen Begleiterkrankungen, einer sogenannten Multimorbidität. Hier ist besondere Aufmerksamkeit und Vorbereitung von Seiten der OTA gefragt.
Suizidgefährdeten Patientinnen und Patienten muss immer mit einer besonderen Empathie und Wertschätzung begegnet werden. Sie befinden sich in einer besonderen Lebenssituation und benötigen dringend Unterstützung und Verständnis. Das Einbeziehen von Freunden und Angehörigen kann hier lebensrettend sein.
Abhängige Patientinnen und Patienten erfordern besondere Aufmerksamkeit während ihres Aufenthalts im OP. Hier kann das Durchführen einer Vollnarkose aufgrund erhöhter Medikamententoleranzen erschwert sein sowie das Risiko von intra- und postoperativen Komplikationen aufgrund von z. B. erhöhten Blutungsneigungen steigen.
Kindliche Patientinnen und Patienten tendieren aufgrund ihrer Physiologie zu einem erhöhten Wärmeverlust. Sie bedürfen daher eines besonders sorgfältigen Wärmemanagements.

32 In lebensbedrohlichen Krisen- und Katastrophensituationen zielgerichtet handeln

32.1 Notfallversorgung in Deutschland

Das flächendeckende Notfallversorgungssystem in Deutschland kann als eines der teuersten und besten der Welt angesehen werden. Als Notfallpatient bzw. -patientinnen werden in diesem Kontext diejenigen Personen bezeichnet, die akute körperliche oder psychische Veränderungen im Gesundheitszustand aufweisen und bei denen eine sofortige medizinische Betreuung notwendig scheint. Das notfallmedizinische Ziel sollte sein, dass jedem akut verletzten oder erkrankten Notfallpatienten schnellstens eine individuelle Versorgung ermöglicht werden kann. Kommt es zu einem sogenannten Massenanfall von Verletzten, sprich einem Notfall mit einer Vielzahl von Betroffenen, fällt immer auch der Begriff der „Triage“.

Erläutern Sie die Bedeutung des Begriffs „Triage“.

32.1 Notfallversorgung in Deutschland

Die Einschätzung der Verletzten wird anhand von Sichtungskategorien durch ärztliches und nicht ärztliches Personal vorgenommen. Die jeweilige Sichtungskategorie dient dazu, dass eine priorisierte Versorgung erfolgt und danach der individuelle Transport in eine entsprechende Zielklinik eingeleitet werden kann. Es gibt eine Vielzahl von Vorüberlegungen und Konzepten zur Bewältigung solcher Szenarien. Gemeinsam ist ihnen allen, dass die Patientinnen und Patienten nach der Schwere ihrer Verletzungen dahingehend eingeschätzt werden, wer sofortiger Hilfe bedarf, wer nur „leicht" verletzt ist und noch „warten" kann und für wen jedwede Hilfe zu spät kommt.

MERKE

Die Entscheidung der Kategorisierung zu treffen, ist oft nicht leicht und stellt für das involvierte Personal oft eine nicht zu unterschätzende psychische Belastung dar.

32 InlebensbedrohlichenKrisen- und Katastrophensituationen zielgerichtet handeln

32.2 Reanimation

Außerhalb eines Krankenhauses erlitten laut des Deutschen Reanimationsregisters im Jahr 2020 mindestens 60.000 Menschen einen plötzlichen Herz-Kreislauf-Stillstand. Bei einem Herz-Kreislauf-Stillstand handelt es sich um jede Unterbrechung der Atmungs- und Herzfunktion, die dazu führt, dass die Zellen in lebenswichtigen Organen dauerhaft geschädigt werden und der Tod eintritt. Kommt es zu solch einem Zwischenfall, ist die sogenannte Reanimation der Weg, um dem betroffenen Menschen das Leben zu retten. Man unterscheidet in diesem Zusammenhang den Basic Life Support und den Advanced Life Support.

Ergänzen sie die folgende Grafik zur Erläuterung des BLS-Algorithmus.

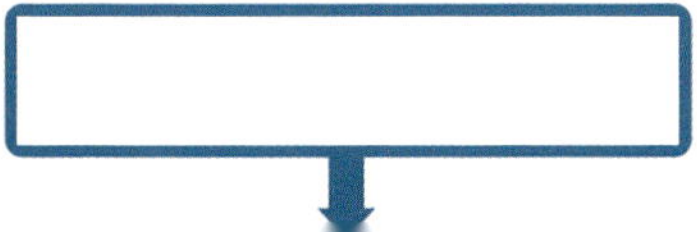

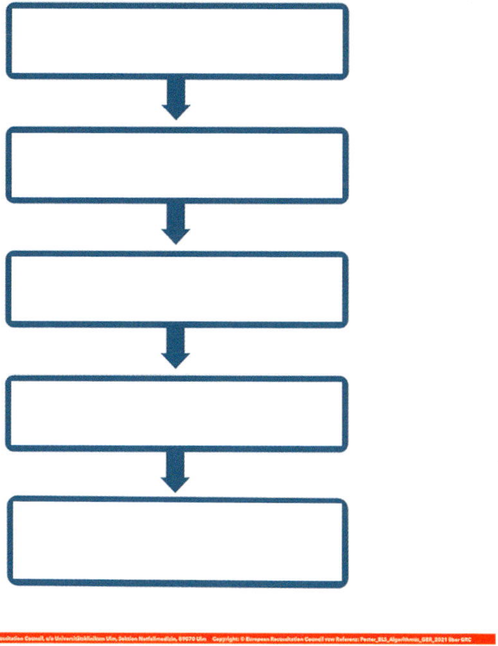

Abb. 32.1a BLS-Algorithmus [F781-034]

32 InlebensbedrohlichenKrisen- und Katastrophensituationen zielgerichtet handeln

32.3 Patientenbetreuung im Katastrophenfall

Der Umgang mit Patienten bzw. Betroffenen eines Katastrophenfalls ist eine ganz besondere Aufgabe für die involvierten Personen. In Krisen- und Katastrophensituation ist die Behandlung von bzw. Betreuung bei körperlichen Schäden nur ein Teil der Aufgaben des behandelnden Personals. Ein weitaus bedeutenderer Effekt kommt dabei der Behandlung **psychischer Schäden** im Rahmen eines solchen Katastrophenerlebens zu.

Nennen Sie die fünf wesentlichen Empfehlungen zur psychischen „Ersten Hilfe“ im Katastrophenfall.

32.3 Patientenbetreuung im Katastrophenfall

Die fünf wesentlichen Empfehlungen zur psychischen „Ersten Hilfe“ sind:

1. **Das Erleben von Sicherheit fördern:** In einer Katastrophensituation ist absolute Sicherheit zunächst nicht möglich. Das Erleben von Sicherheit ist somit relativ.
2. **Beruhigen und entlasten:** Kappen von Belastungsspitzen; Reduktion von Zeichen der Übererregung; niemand kann tatsächlich „entspannen“.
3. **Selbstwirksamkeit und -kontrolle fördern:** Die Überzeugung, aus eigener Kraft die Situation bewältigen zu können, fördern.
4. **Kontakt und Anbindung fördern:** Schnelle Zusammenführung bzw. Kontaktherstellung zu Angehörigen, Freunden; Anbindung der Betroffenen an nahestehende und vertrauenswürdige Menschen hat hohen Stellwert.
5. **Das Gefühl von Hoffnung stärken:** Hoffnung im Kontext von traumatischen Ereignissen ist schwierig zu behandeln. Förderung von Zuversicht; Förderung des Gefühls, dass in der Zukunft eine Besserung erreichbar sein wird.

33 Hygienische Arbeitsweisen kennen und einüben

33.1 Allgemeine Hygiene

Das Ziel der Krankenhaushygiene ist die Prävention und Bekämpfung von Infektionen sowie die Verhinderung der Weiterverbreitung von Infektionskrankheiten. Somit dient die Krankenhaushygiene dem Schutz des Patienten vor zusätzlichen Erkrankungen, aber auch dem Schutz des Personals vor Infektionen. Um Maßnahmen zur Unterbrechung der Infektionswege bzw. zur Infektionsprophylaxe betreiben zu können, müssen die Übertragungswege und Eintrittspforten bekannt sein.

Ordnen Sie den Beispielen die passenden Infektionswege zu.

Erkrankungen, wie HIV oder Hepatitis C, gelangen über ____________, wie kontaminierte Kanülen, aber auch über ____________ in den menschlichen Körper.
Hepatitis A, Salmonellen und Cholera hingegen werden durch ____________ übertragen.
TBC und Influenza übertragen sich per ____________ beim Niesen und Husten, während COVID-19, zwar auch per Husten und Niesen, aber über ____________ übertragen wird.
Parasiten übertragen Krankheitserreger durch ____________.
Übertragungen durch Mücken, Stechfliegen o. Ä. zählen zu den Infektionswegen per ____________.

direkte Penetration, parenterale Übertragung, Schleimhäute, Schmierinfektion, Tröpfcheninfektion, Tröpfchenkerne, Vektoren

33.1 Allgemeine Hygiene

Erkrankungen, wie HIV oder Hepatitis C, gelangen über **parenterale Übertragung**, wie kontaminierte Kanülen, aber auch über **Schleimhäute** in den menschlichen Körper.
Hepatitis A, Salmonellen und Cholera hingegen werden durch **Schmierinfektion** übertragen.
TBC und Influenza übertragen sich per **Tröpfcheninfektion** beim Niesen und Husten, während COVID-19, zwar auch per Husten und Niesen, aber über **Tröpfchenkerne** übertragen wird.
Parasiten übertragen Krankheitserreger durch **direkte Penetration**.
Übertragungen durch Mücken, Stechfliegen o. Ä. zählen zu den Infektionswegen per **Vektoren**.

MERKE

Der Unterschied zwischen Tröpfcheninfektion und Tröpfchenkerne (aerogene Infektion) besteht in der Reichweite. Da Tröpfchenkerne viel kleiner sind (<5 µm) als regelhafte Tröpfchen können sie weiter transportiert werden und tiefer in die Atemwege des Empfängers eindringen.

33 Hygienische Arbeitsweisen kennen und einüben

33.2 Organisation der Krankenhaushygiene

Der OP-Bereich ist ein sensibler Bereich, an den hohe hygienische Anforderungen gestellt werden. Daher gehen Sie als OTA durch eine sogenannte Personalschleuse bevor Sie Ihren Dienst im OP-Trakt beginnen können. Die optimale Lösung aus hygienischer Sicht ist hierfür die sogenannte 3-Raum-Personalschleuse.

Erklären Sie, was sich hinter diesem Begriff verbirgt.

33.2 Organisation der Krankenhaushygiene

Unter einer 3-Raum-Personalschleuse versteht man die Räumlichkeiten, in denen sich das Personal z. B. in den OP einschleust, um eine Keimverschleppung zu vermeiden. Sie unterteilt sich in:

- einen Umkleideraum, in dem private Kleidungsstücke bis auf die Unterwäsche abgelegt werden,
- einen reinen Raum, in dem Bereichskleidung angelegt wird, bevor man in den OP-Trakt geht, und
- einen unreinen Raum, indem man die Bereichskleidung ablegt, nachdem man aus dem OP kommt und bevor man wieder in den Umkleideraum geht.

33 Hygienische Arbeitsweisen kennen und einüben

33.3 Hygienische Arbeitsweisen

Die Hände des Personals sind das häufigste Übertragungsvehikel von Erregern im Krankenhaus. Die konsequente Händehygiene ist daher eine wichtige Maßnahme, um das Übertragen von Erregern zu vermeiden. Die Tätigkeit der OTA kennt hierfür zwei Arten der Händedesinfektion, die hygienische und die chirurgische Händedesinfektion.

Erläutern Sie die beiden Begrifflichkeiten, indem Sie je die Ziele nennen und das Vorgehen beschreiben.

Hygienische Händedesinfektion:

Chirurgische Händedesinfektion:

33.3 Hygienische Arbeitsweisen

Hygienische Händedesinfektion: tötet die transiente Hautflora (nicht zur eigenen Hautflora gehörend) mit einem geeigneten Händedesinfektionsmittel ab bzw. inaktiviert sie. **Ziele:** Unterbrechung von Infektionsketten, Prävention nosokomialer Infektionen. **Durchführung:** Entnahme des Händedesinfektionsmittel möglichst mit dem Ellenbogen. Ausreichend Mittel, ca. 3–5 ml (2–3 Hübe), in die trockene hohle Hand geben, alle Areale wie Fingerspitzen, Nagelfalze, Daumen, Fingerzwischenräume, Innen- und Außenfläche benetzen. Mittel gemäß Herstellerangaben (mind. 30 Sek.) in die Hände (+ Handgelenke) einreiben. Hände während der gesamten Einwirkzeit feucht halten. Wichtig: Hauptkontaktstellen und Erregerreservoire wie Fingerspitzen, Nagelfalzen und Daumen

Chirurgische Händedesinfektion: eliminiert die transiente und reduziert die residente Hautflora für die Dauer der OP weitgehend. **Ziele:** Transiente Hautflora eliminieren, residente reduzieren, Infektionsrisiko für Patienten senken. **Durchführung:** Wie oben, zusätzlich Unterarme bis zum Ellenbogen benetzen. Mittel in die Hände und Unterarme einreiben. Hautareale für die deklarierte Einwirkzeit von 1,5–3 Min. (je nach Präparat und Hygieneplan) feucht halten. Unterteilung in 3 Einzelschritte:

- 10–30 Sek. werden großflächig beide Hände bis Handschuhlänge mit Desinfektionsmittel benetzt
- 10–30 Sek. werden die Unterarme bis zum Ellenbogen desinfiziert
- 70–120 Sek. werden ausschließlich die Hände bis zu den Handgelenken desinfiziert

33 Hygienische Arbeitsweisen kennen und einüben

33.4 Erreger im OP

Durch unser heutiges Leben haben sich unzählige Erreger entwickelt, die den OP- und Krankenhausalltag bestimmen. Für jeden Erreger gibt es unterschiedliche Schutzmaßnahmen, die im Krankenhaus unter allen Umständen durchzuführen sind und an die sich das Personal halten muss.

Ordnen Sie den folgenden Erregern die passenden Hygienemaßnahmen zu (Mehrfachnennung möglich).

MRSA:
Coronavirus:
TBC:
HIV:
Hepatitis C:

Adäquate Raumbelüftung, Doppeltes Tragen von sterilen Handschuhen am OP-Tisch, Einsatz von viruzidem Desinfektionsmittel, Tragen der persönlichen Schutzausrüstung bei Patientenkontakt, Tragen einer FFP2-Maske

33.4 Erreger im OP

MRSA: **Tragen der persönlichen Schutzausrüstung bei Patientenkontakt**
Coronavirus: **Tragen einer FFP2-Maske, adäquate Raumbelüftung, Tragen der persönlichen Schutzausrüstung bei Patientenkontakt**
TBC: **Adäquate Raumbelüftung, Tragen einer FFP2-Maske**
HIV: **Doppeltes Tragen von sterilen Handschuhen am OP-Tisch, Einsatz von viruzidem Desinfektionsmittel, Tragen der persönlichen Schutzausrüstung bei Patientenkontakt**
Hepatitis C: **Einsatz von viruzidem Desinfektionsmittel, Tragen der persönlichen Schutzausrüstung bei Patientenkontakt, doppeltes Tragen von sterilen Handschuhen am OP-Tisch**

34 Aufbereitung von Medizinprodukten in der AEMP/ZSVA

34.1 Risikobewertung und Einstufung von MP

Verantwortlich für die korrekte Risikoeinstufung der Medizinprodukte (MP), die Festlegung der Art und die Durchführung der Aufbereitung ist der Betreiber. Im Krankenhaus ist der Betreiber der Träger und wird durch die Geschäftsführung vertreten. Die Einstufung der MP in Risikostufen ist die Risikoeinschätzung, die beim direkten Einsatz am Patienten entstehen kann, wenn aufbereitete MP erneut zur Anwendung kommen. Man unterscheidet in erster Linie **unkritische**, **semikritische** und **kritische** Medizinprodukte.

Erläutern Sie die Bedeutung folgender Einstufungen kritischer Medizinprodukte.

Kritisch A:
Kritisch B:
Kritisch C:

34.1 Risikobewertung und Einstufung von MP

Kritisch A: OP-Instrumente mit glatter und vollständig einsehbarer Oberfläche, z. B. Wundhaken, Spekula, Nierenschale
Kritisch B: Gelenkinstrumente wie Klemmen und Scheren, MIC-Trokar
Kritisch C: flexible Endoskope, endoskopisches Zubehör, thermolabile MP

34 Aufbereitung von Medizinprodukten in der AEMP/ZSVA

34.2 Durchführung der Aufbereitung

Entscheiden Sie, ob folgende Aussagen richtig oder falsch sind.

1. Instrumente, welche während einer OP nicht verwendet wurden, können ungewaschen in den Packbereich „durchgereicht" werden.
2. Ein chirurgisches Sieb kann im verpackten Zustand bis zu 120 einsortierte Instrumente enthalten. Diese sollten max. 10 kg/Container bzw. Sterilguteinheit (STE) mit 30 × 3 × 60 cm Außenmaß wiegen.
3. Chirurgische Instrumente mit Gelenk werden stets geöffnet abgelegt. Auch im geöffneten Zustand gehören alle Instrumente in ein einziges Entsorgungssieb. Nur so kann die Vollständigkeit des Siebes über den gesamten Prozess der Wiederaufbereitung gewährleistet werden.

34.2 Durchführung der Aufbereitung

1. **Falsch:** Dies war früher aus Ermangelung ausreichender maschineller Reinigungskapazitäten ein gängiges Vorgehen. Da die AEMP aber keine Kontrolle über die Instrumente im OP hat, ist es besser, stets alle Instrumente ausnahmslos und komplett aufzubereiten, ein hygienischer Sicherheitsgewinn ohne spürbaren Zeitverlust. Nur wenn das Verfallsdatum für die Lagerzeit abgelaufen oder überschritten wurde, kann ein ausschließlicher Sterilisationsprozess durchgeführt werden.
2. **Richtig**
3. **Falsch:** Im geöffneten Zustand passen geöffnete Instrumente nicht auf ein einziges Entsorgungssieb. Es sind also noch weitere leere Siebe (etwa drei Siebe) für die Entsorgung eines chirurgischen Grundsiebes erforderlich, sodass im Prozess der Reinigung alle Stellen sicher erreicht werden können.

34 Aufbereitung von Medizinprodukten in der AEMP/ZSVA

34.3 Sterilisation

Bei der Sterilisation von MP in der AEMP ist das sicherste, umweltfreundlichste und am meisten angewandte Verfahren die Dampfsterilisation mit gesättigtem Reinstdampf, genauer: Oberflächensterilisation mit Wasserdampf. Immer wenn eine Dampfsterilisation möglich ist, muss dieses Verfahren eingesetzt werden.

Erläutern Sie das Wirkprinzip der Dampfsterilisation.

34.3 Sterilisation

Reiner gesättigter Wasserdampf ist ein ideales Sterilisiermittel und wird durch Erhitzen hergestellt. Wasserdampf ist ungiftig und erreicht während der Sterilisation alle Oberflächen in porösen Produkten. Das Prinzip der Dampfsterilisation ist ein Druckkessel, der erhitztes bzw. siedendes Wasser unter stark erhöhtem Druck hält und dadurch den Siedepunkt entsprechend erhöht auf 121 °C bzw. 134 °C. In Meereshöhe ist der Übergang vom siedenden Wasser zu Wasserdampf bei 100 °C. Der Druck der Atmosphäre ist auf Meereshöhe am höchsten und somit ist der Siedepunkt von Wasser auch hier höher als im Gebirge, wo die Atmosphäre immer dünner und der Luftdruck und somit der Siedepunkt immer niedriger werden. Umgekehrt verhält es sich, wenn im Dampfdruckkessel der Druck zunimmt. Dann steigt der Siedepunkt bzw. die Temperatur, bei der aus siedendem Wasser Wasserdampf wird. Am kühleren MP kondensiert der unsichtbare Wasserdampf zu sichtbarem Kondensat, gibt dabei plötzlich seine Hitze ab und tötet dadurch (weitestgehend) alle Mikroorganismen. Darüber hinaus sind Mikroorganismen, vor allem die Trockenform der Sporen, für Feuchte empfänglich, quellen und werden aufgrund der biologisch unverträglichen Temperaturen von > 100 °C zerstört.

34 Aufbereitung von Medizinprodukten in der AEMP/ZSVA

34.4 Transport und Lagerung

Die Lagerung muss ebenso geschützt und sauber erfolgen. Eine geschlossene, geschützte Lagerung soll die Staubentstehung auf den Verpackungen reduzieren. Der Staub ist der limitierende Faktor bei der Lagerung. Auch bei optimalen, vor Staub, Licht, Feuchtigkeit, Hitze, Kälte, Sonnenlicht (Ozon, UV) und Ungeziefer (z. B. Kakerlaken, Schimmelpilz) geschützten Bedingungen entsteht im staubdichten Schrank während der Lagerzeit Staub.

Nennen Sie die Vorgaben zur Lagerzeit nach DIN EN 58953 für folgende Situationen.
Geschützte Lagerung des Medizinproduktes in einem schließbaren Schrank:
Lagerung von Medizinprodukten mit einer Staubschutzhülle in einem schließbaren Schrank:
In einem Regal offengelagerte Medizinprodukte:

34.4 Transport und Lagerung

Geschützte Lagerung des Medizinproduktes in einem schließbaren Schrank: bis zu 6 Monate
Lagerung von Medizinprodukten mit einer Staubschutzhülle in einem schließbaren Schrank: bis zu 5 Jahre
In einem Regal offengelagerte Medizinprodukte: maximal 48 Stunden

35 Fallbeispiele

35.1 Überstunden

Ihre Leitung kommt während des laufenden Eingriffs auf Sie zu. Es ist der letzte des heutigen Tages und Sie freuen sich bereits auf den nahenden Feierabend, da Sie mit Ihrem besten Freund verabredet sind, den Sie schon länger nicht mehr gesprochen haben. Ihre Leitung spricht Sie während der Arbeit mit der Bitte an, heute länger zu bleiben, da aufgrund eines dringlichen Eingriffs ein Saal mehr als geplant über die Zeit laufen muss.
Diese Anfrage passt Ihnen nun so gar nicht in die Planung, das Treffen mit Ihrem Freund ist wichtig, er braucht Sie und dennoch geht es hier um das Wohlergehen eines kranken Menschen und Sie lieben Ihren Beruf der Operationstechnischen Assistenz. Hin und her gerissen überlegen Sie, was Sie tun sollen.

Bearbeiten Sie das Fallbeispiel mit Blick auf die Schwerpunkte „soziale Rolle“ und „eigene Gesundheit“.

35 Fallbeispiele

35.2 Anleiten neuer Mitarbeiter

Sie haben vor vier Wochen die Aufgabe bekommen, eine neue Auszubildende in Ihrem OP anzuleiten. Sie steht im zweiten Ausbildungsjahr der OTA-Ausbildung. Ihre gemeinsame Arbeit lief bisher eigentlich recht gut. Viele Dinge, die Sie ihr gezeigt haben, setzt sie bereits zufriedenstellend um, auch wenn Sie diese einmal mehr erklären müssen. In der kurzen Zeit hat sich auch eine angenehme Basis des Vertrauens zwischen Ihnen beiden etabliert.
Im Gespräch mit anderen Praxisanleitenden, die zwischendurch ebenfalls mit ihr gearbeitet haben, erfahren Sie, dass ihre Defizite und Lernschwierigkeiten im Zusammenhang mit dem fachlichen Verständnis das Team anstrengen und kaum jemand noch Lust hat, mit ihr zu arbeiten. So scheint sie wiederholt den Eindruck hinterlassen zu haben, zwar abzuarbeiten, was man ihr aufträgt, jedoch nicht das Warum hinter ihren Handlungen zu verstehen. Auch das Verständnis der Anatomie und Physiologie scheint für ihren Ausbildungsstand nur oberflächlich ausgeprägt zu sein. Aufgrund der Rückmeldungen nehmen Sie sich vor, mit Ihrer Auszubildenden das Gespräch zu suchen, um über ihre Ausbildungssituation zu sprechen und ihr Unterstützung anzubieten, schließlich waren Sie auch mal in dieser Situation.

Bearbeiten Sie das Fallbeispiel mit Blick auf die Schwerpunkte Lernen lernen und Kommunikation.

35 Fallbeispiele

35.3 Patienten einschleusen

Sie sind heute in der Urologie eingeteilt und es soll als nächstes ein zwei Jahre alter Junge namens Jonas aufgrund einer Phimose operiert werden. Da zurzeit Personalknappheit herrscht, fällt Ihnen das Schleusen des kleinen Patienten zu. Sie mussten sich ganz schön abhetzen, um vorher die instrumentierende Kollegin fertig zu bedienen, daher kommen Sie entsprechend gestresst in der Schleuse an, um den Jungen von seinen sichtlich nervösen Eltern entgegenzunehmen.
Als Sie den Jungen schnell auf den Arm nehmen, beginnt er zu weinen und zu schreien. Er strampelt und streckt seine Arme immer wieder in Richtung seiner Eltern aus. Sie sind ziemlich gestresst und versuchen, ihn halbherzig zu beruhigen, doch Jonas strampelt noch stärker und verlangt nach seinem Schnuller. Sie ignorieren das Geschrei, signalisieren den Eltern per Blick, dass alles in Ordnung ist, und nehmen Jonas mit in den OP.

Bearbeiten Sie das Fallbeispiel mit Blick auf die Schwerpunkte Kommunikation und Kind im Krankenhaus.

35.3 Patienten einschleusen

Kommunikation – P. Watzlawick:
Betrachtet man die Szenerie mit dem Wissen um Watzlawicks fünf Axiome, fallen viele Dinge auf, die hätten besser oder anders laufen können. (1) Allein durch sein Strampeln, Weinen und das Ausstrecken der Arme kommuniziert Jonas, dass er zu seinen Eltern will. Die Eltern sind „sichtlich nervös". Dies kann mit ihrem Stresslevel zusammenhängen. Sie kommunizieren per Blickkontakt mit den Eltern. Alle Beteiligten kommunizieren also ohne direkte Worte und mitunter auch ungewollt. Gerade Ihre ungewollte Mitteilung des persönlichen Stresses kann die professionelle Arbeit mit Eltern und Kind negativ beeinträchtigen. (2) Durch Ihre Handlung kommunizieren Sie inhaltlich zu Jonas, dass er weg von seinen Eltern und mit Ihnen mitkommen soll. Auf der Beziehungsebene bleiben sie beide Unbekannte füreinander und Sie signalisieren persönliches Desinteresse an Jonas. (3) Des Weiteren üben Sie durch das schnelle Auf-den-Arm-Nehmen einen Reiz aus (ich nehme dich deinen Eltern weg) und Jonas reagiert mit Abwehrreaktionen (ich will nicht weg). Sie sind dadurch noch gestresster und können den Jungen nicht gut beruhigen. Der Junge wird noch unruhiger. (4) Jonas kommuniziert sowohl über Schreien [digital], als auch über Gestik (Zeigen, Strampeln) und Mimik (Weinen) [analog]. (5) Die Kommunikation zwischen Jonas und Ihnen ist in beide Richtungen komplementär geprägt, da er sich so vehement wehrt und Sie ihn nicht beruhigt bekommen auf der einen Seite. Auf der anderen Seite setzen Sie als körperlich stärkere Personen Ihren Willen des Mitkommens durch, ohne dass er sich dagegen wehren kann.

Kind im Krankenhaus:
Jonas ist 2 Jahre alt, was bedeutet, seine Fähigkeit zum Verständnis von Sprache ist soweit aus-

35 Fallbeispiele

35.4 Ethisches Dilemma

Frau Irmgard Schulze ist eine schwerkranke Frau. Sie leidet seit nun mehr 43 Jahren an fortschreitender Multipler Sklerose. Die Krankheit hat sie bereits so sehr in ihrer Mobilität eingeschränkt, dass sie nur noch im Bett liegen kann. Bereits sehr früh war sie auf einen Rollstuhl angewiesen. Mittlerweile kann sie nur noch ihre Arme und Hände rudimentär bewegen. Feinmotorik ist gar nicht mehr möglich und auch das Sprechen fällt ihr schwer. Man muss ihr sehr konzentriert zuhören, um zu verstehen, was sie möchte. Ihr Sehvermögen ist auch stark eingeschränkt, weswegen sie auf eine starke Sehhilfe angewiesen ist. Hören tut sie allerdings noch sehr gut für ihr Alter. Ansonsten ist sie im Tagesablauf ausnahmslos auf fremde Hilfe angewiesen.
Frau Schulze ist heute zu Ihnen in den OP gekommen, um eine laparoskopische Cholezystektomie bei der Diagnose Gallenblasentumor zu bekommen. Ihre Einteilung gemäß der ASA-Klassifikation liegt laut Patientenakte bei 4 und auf dem Aufklärungsbogen ist deutlich vermerkt, dass sie über das sehr hohe Risiko des Todes durch den Eingriff aufgeklärt wurde und diesen dennoch wünscht. Während des Transports in die Einleitung unterhalten Sie sich mit Frau Schulze. Innerhalb des Gesprächs macht es den Eindruck, als würde sie hoffen, den Eingriff nicht zu überstehen.

Bearbeiten Sie das Fallbeispiel mit Blick auf die Schwerpunkte Ethik/Moral und Umgang mit sterbenden Patienten.

35 Fallbeispiele

35.5 OTA vs. OP-Fachpflege

Heute ist ein ruhiger Tag im OP. Es gibt nur wenige Punkte auf dem Programm, da es scheinbar ein Bettenproblem auf den postoperativ versorgenden Stationen gibt. Dadurch ergibt sich heute die Möglichkeit, häufiger im Mitarbeiterraum zu sitzen und sich mit den anderen auszutauschen. Ihr Team ist durchmischt mit OTAs, Pflegefachkräften sowie Pflegefachkräften mit Weiterbildung für den Operationsdienst. Aufgrund dieser Zusammensetzung kam es in der Vergangenheit immer wieder zu Diskussionen, was die Kompetenzen und Qualitäten der verschiedenen Bildungswege angeht. Aus Richtung der Pflegefachkräfte für den Operationsdienst hörte man auch mal, dass OTAs lediglich Hilfskräfte seien und die Fachweiterbildung viel qualifizierter sei. Doch diese Sticheleien verflogen meist so schnell wieder, wie sie aufgetaucht sind. Heute kommt es im Mitarbeiterraum jedoch zu einer ernsthafteren Diskussion, als die Mitteilung aus der Personalabteilung die Runde macht, dass in Zukunft fachweitergebildete Pflegekräfte eine Zusatzzahlung bekommen sollen, um ihre höhere Stellung innerhalb des Tätigkeitsfeldes OP aufgrund ihrer besonderen Verantwortung zu würdigen. Begründet wird diese Entscheidung mit der besseren Qualifikation gegenüber den OTAs, welche sie u. a. auch OTAs gegenüber weisungsbefugt machen soll.

Bearbeiten Sie das Fallbeispiel mit Blick auf die Schwerpunkte Kommunikation und berufliches Selbstverständnis.

35 Fallbeispiele

35.6 Konflikt im Saal

Es ist heute nicht Ihr Tag. Schon seit dem Aufstehen scheint nichts zu funktionieren und ausgerechnet heute schaut Ihre Praxisanleitung ganz genau auf das, was Sie tun. Diese explizite Kontrolle macht Sie nur noch nervöser. Ihr aktueller Patient soll in lokaler Anästhesie operiert werden und ist daher durchgängig bei Bewusstsein und ansprechbar. Da die Anwesenheit Ihrer Praxisanleitung Ihre Konzentration stört, bekommen Sie erst spät mit, dass Ihrem Patienten kühl ist und sein Dauerkatheter abgeknickt ist. Nach einem Hinweis durch Ihre Praxisanleiterin gehen Sie auf die Bedarfe des Patienten ein. Während der Eingriff dann läuft und eine weitere Kollegin zur Mittagsablöse den Saal betritt, passiert es: Ihre Praxisanleiterin nimmt Sie noch im Saal harsch zur Seite und beginnt aufzuzählen, was Sie alles falsch oder nicht gemacht haben. Dabei ist sie so laut, dass sicher der gesamte Saal mitbekommt, was sie Ihnen sagt.
Sie beendet ihre Aufzählung mit den Worten: „Was hast Du eigentlich in den letzten zwei Jahren gelernt!?“ und schickt Sie erst einmal in den Mitarbeiterraum, damit Sie über das gerade Besprochene nachdenken können.

Bearbeiten Sie das Fallbeispiel mit Blick auf die Schwerpunkte Konfliktmanagement und Patienten fachkundig betreuen und begleiten.

35 Fallbeispiele

35.7 Akutes Abdomen

In Ihrem Nachtdienst kommt es zu einer dringlichen Abdominal-OP. Während der OP weist die assistierende Oberärztin den operierenden Chefarzt auf eine „Sickerblutung" im Situs hin. Dieser tut den Hinweis mit einer herrischen Bemerkung ab, dass es altes Blut sei, und verweist darauf, dass sie sich Widerworte gegenüber ihrem Chefarzt gut überlegen solle. Die Oberärztin schaut kurz hilfesuchend in die Runde, doch die anderen anwesenden Ärzte und Operationstechnischen Assistentinnen widersprechen nicht. Augenscheinlich will niemand der Anwesenden Sanktionen vom Chef riskieren, Sie eingeschlossen. Kurzer Hand stimmt die Oberärztin zu, dass es altes Blut sein muss. Kurz darauf tritt der Chefarzt ab und überlässt seiner Oberärztin das OP-Feld. Diese wartet ab, bis der Chefarzt den Saal verlassen hat und beginnt dann damit, den Situs nach der Blutungsquelle zu durchsuchen, und stillt diese.

Bearbeiten Sie das Fallbeispiel mit Blick auf die Schwerpunkte soziale Einflussnahme und berufliches Selbstverständnis.

Register

Q

R